감정
해부학

군자출판사

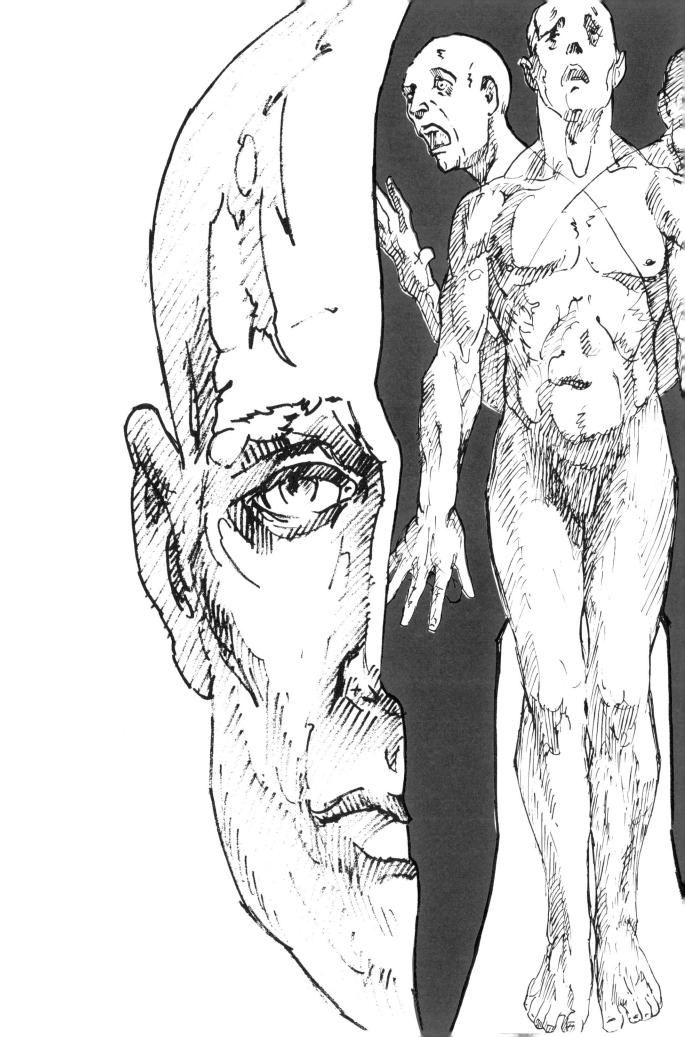

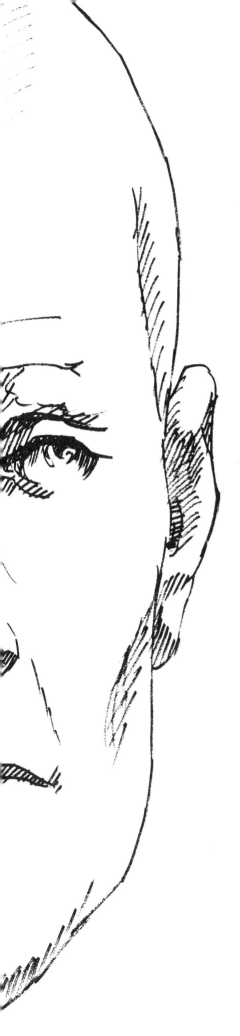

감정
해부학

몸에 새겨진
기억

스탠리 켈러맨
(Stanley Keleman) 씀

장지숙, 최광석 옮김

군자출판사

감정 해부학
몸에 새겨진 기억

첫 째 판 1쇄 인쇄 | 2018년 7월 17일
첫 째 판 1쇄 발행 | 2018년 7월 24일
첫 째 판 2쇄 발행 | 2019년 6월 25일
첫 째 판 3쇄 발행 | 2020년 12월 10일
첫 째 판 4쇄 발행 | 2022년 12월 21일

지 은 이   스탠리 켈러맨(Stanley Keleman)
역   자   장지숙, 최광석
발 행 인   장주연
출 판 기 획   한수인
편집디자인   군자출판사 편집부
표지디자인   김재욱
발 행 처   군자출판사
　　　　　등록 제4-139호(1991.6.24)
　　　　　(10881) 파주출판단지 경기도 파주시 회동길 338(서패동 474-1)
　　　　　전화 (031)943-1888   팩스 (031)955-9545
　　　　　www.koonja.co.kr

ISBN 979-11-5955-326-4
정가   38,000원

게일(Gail)에게 바칩니다.

감사의 글

존 코헨과 애나 코헨, 그리고 버지니아주 쉽맨 (shipman)에 있는 달마 센터에 감사의 뜻을 전합니다. 제가 바라보는 관점을 신뢰하고 너그러이 승인해 준 덕분에 이 책이 출간될 수 있었습니다. 내 컨셉이 담긴 원본 그림을 예술적 형상으로 승화시켜준 캘리포니아 앨러미다(Alameda)의 일러스트 작가 빈센트 페레즈(Vincent Perez)에게 감사하며 그의 탁월한 실력에 존경과 경의를 표합니다.

그리고 이 책을 출간하는 데 함께 해준 캘리포니아주 버클리의 진 핸드릭스(Gene Hendrix) 박사에게 특별한 감사를 보냅니다. 편집자로서 뛰어난 작업 능력과 컨설팅 실력으로 책의 테마를 잡고 편집을 도와주었던 그의 기여와 희생에 감사의 말을 전합니다.

목 차

"그대는 내가 형상을 믿는다는 것을 안다. 나는 모든 좋은 것엔 형상이 있다고 믿는다. 이 우주에서, 내가 누구이고, 어디에서 왔는지 알 수 있는 길이 바로 형상에 있다. 누군가 자신의 생명에 부여한 형상과 형태를 알려주면, 나는 그가 자기 삶의 주인인지 피해자인지 알려줄 수 있다."

- 게일 고드윈(Gail Godwin)
『유리인간(Glass People)』

서 론

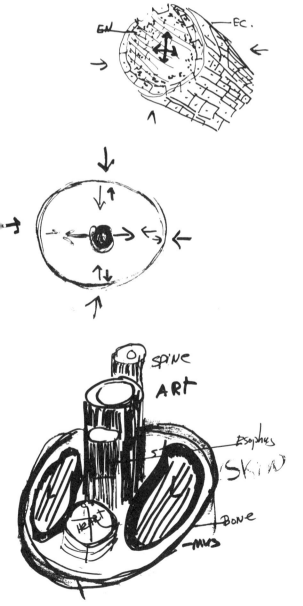

생명은 형태를 만든다. 생명체의 성장 과정에서 감정, 사고, 경험이 구조화 되어 다양한 형태가 만들어진다는 뜻이다. 임신을 통해 수정란이 만들어지고 배아 발달 과정을 겪은 후 아이가 탄생하여 청소년, 어른으로 성장해 가는데, 이렇게 한 명의 인간으로 살아가는 동안 겪는 모든 사건이 다양한 형태로 표출된다. 분자, 세포, 유기체, 군집, 집단은 생명체가 자신의 형태를 드러내는 시점이다. 인간은 태어나고, 자라고, 독립하고, 관계 맺고, 짝을 만나고, 아이를 낳고, 일을 하고, 문제를 해결하고, 죽음에 다가가며 겪는 내적, 외적 경험을 통해 그 형태가 변한다. 이 모든 과정을 통해 인간이라는 존재가 경험하는 도전과 스트레스 상황이 형태에 각인된다. 또한 인간의 형태는 사랑과 상실이라는 고유한 감정에 의해서도 변형된다.

　이 책은 인간 존재의 형태, 이미지, 그리고 생명의 층을 시각적으로 보여주는 안내서이다. 프로세스 관점에서 보면, 인간의 삶은 영화 장면이 지나가는 것과 같다. 따라서 그 움직임이 느리면, 순간에서 순간으로 지나갈 때 느끼는 감정의 모양 변화를 인지할 수 있다. 우리의 삶을 사진으로 찍어 각각의 프레임을 살펴보면 다양한 감정의 모양이 시퀀스처럼 이어져 있음을 알 수 있다. 세포가 분화하여 태아가 되고, 태아는 아이가 되고, 마침내 어른이 된다. 이런 과정을 거쳐 수정란은 분할되고, 구획이 생기며, 연결 통로를 갖춘 후, 전해질로 채워진 여러 가지 미로 체계를 형성한다. 인간은 처음에 자궁과 어머니, 그리고 다양한 형태의 외적 환경에 의해 둘러싸여 있으며, 이를 통해 감정적 형태의 층을 형성한다. 이 과정을 통해 형성된 소마의식somatic consciousness은 이미지를 통해 자신을 시각적으로 표현한다.

나는 지난 30년간 감정과 소마에 대해 탐구해 왔는데, 이 과정에서, "해부학은 운명이다(Anatomy is destiny)"라고 주장한 프로이드Freud의 말을 이해하게 되었다. 해부학적 과정, 즉 인체 구조가 형성되는 과정에는 인체의 내적인 느낌을 형태로 드러내는 심오한 통찰이 담겨있다. 외부에 드러난 몸과 내장기 형태에는 세포의 고유운동motility, 그리고 정신과 영혼이 구조화되고 움직이는 과정에서 형성된 이미지가 드러나 있다. 이렇게 형상화된 외형과 장부가 만들어내는 느낌은 의식, 사고, 감정과 같은 두뇌 프로그램의 기반이 된다. 느낌은 인간을 결합시키는 접착제와 같다. 하지만 이 느낌은 해부학에 기반을 두고 있다. 이 책에는 인체의 내적인 생명력과 외적인 삶의 원형이 시각적으로 표현되어 있으며, 삶의 경험이 형상화되어 드러나는 감정의 본질적인 춤essential dance이 그려져 있다. 이렇게 형성된 누군가의 소마 형태를 관찰하면, 우리는 그 사람을 형상화시킨 유전적 요인, 사회적 요인, 그리고 개인적 역사를 이해할 수 있다.

감정해부학은 피부와 근육, 장기, 뼈 그리고 보이지 않는 호르몬뿐만 아니라 경험의 구성 요소들이 켜켜이 쌓여 있는 층들을 다룬다. 해부학 연구는 보통 이차원적인 이미지로 묘사되기 때문에 감정적 삶이라는 가장 중요한 요소가 빠져있다. 동시에 심리학은 감정에 관한 학문이지만 해부학적인 이해가 부족하다. 해부학적 구조 없이는 감정도 존재하지 않는다. 감정은 소마적인 구조물로 나타난다. 감정해부학을 이해하려면 '정상'인 것과 '이상적'인 것에 대한 개념을 분별하지 않는 편이 낫다. 이상적인 인체 구조는 없다. 한 개인이 얼만큼 신체를 기능적으로 사용할 수 있는가가 중요할 뿐이다.

모든 인간은 똑바로 서있지만 개개인마다 다양한 모양과 자세를 취하고 있다. 이 책에 그려진 그림과 소개된 내용은 개인적 경험의 구조에 대해 다룬다. 또한 책의 구조 자체가 마치 인간처럼 겹겹이 구성되어 있다. 존재라는 드라마는 6개의 단막으로 나뉘는데 1장의 주제는 '탄생'이다. 1장에서는 세포의 구성 단계, 발생학, 내부 장기의 발달, 막의 형성, 그리고 내부 연결성에 대해 다루며, 혈관과 선들이 액상의 생명 물질을 실어 나르고 의식에 생기를 불어 넣는 모습을 묘사한다. 2장 제목은 '신체 설계'이다. 탄생의 설계도는 성인의 형태를 갖추며 완성에 이른다. 조직은 기능에 따라 분화되어 신체를 연결시키고, 움직임을 만들며, 정보를 실어 나른다. 이러한 구조를 통해 감정적 인지의 기반이 펼쳐진다. 3장 제목은 '상처가 형태로'이다. 인체의 발달 흔적과 직립의 형태는 상처나 고난, 모욕감에 의해 변형된다. 타고난 형태는 과거 개인이 지나온 감정적 배경에 의해서 바뀌게 된다. 4장 제목은 '소마 디스트레스 패턴'이다. 사회적 의무감이나 개개인의 자기형성self-organizing 과정이 유전적으로 타고난 본인의 감정과 서로 부딪칠 때 이러한 것들이 어떻게 형태에 반영되는가에 대해 다룬다. 성인은 한 개인으로서 존재를 이뤄가는 동안 생물학적 기록을 남긴다. 인간은 처해진 환경 안에서 반응하며 살아가는 동안 그만의 독특한 감정적 형태를 형성하는데 이 형태는 개인의 의식을 만든다. 5장은 '소마 실체'에 대해 다룬다. 소마 실체란 복잡한 여러 겹의 막 구조물을 가리키며, 소마 실체를 파악함으로써 소마의 교육과 재건의 필요성을 확인할 수 있다. 마지막 장은 '소마 상호작용'이다. 이 장에서는

개인이 세상과 연결되어 협동이나 사랑, 친밀감과
같은 다양한 관계들을 어떻게 맺어 나가는지 보여
준다. 이러한 소마 상호작용으로 만들어진 형태들
이 서로 어울려 춤을 추듯 인간 공동체를 이룬다.

이 책에서는 그림이 중요한 학습 자료로 제공된
다. 이를 통해 감정적인 소마 실체를 이해하는데 도
움을 받을 수 있다. 스트레스와 자극이 극심한 경
우, 인체의 원초적 형태가 어떻게 변해가는지 그림
에 잘 나타나 있다. 살면서 겪는 어려움에 대한 인
간의 반응은 흥분, 단호함, 애정, 보살핌, 성욕과 같
은 감정표현을 통해 독특한 형태를 만든다.

감정해부학은 소마 교육을 위한 교재이며 인체
지리학과 개인 역사의 원형을 배우는 학문이다. 감
정해부학은 형태와 유전자 그리고 형태 생성을 억
압 또는 촉진시키는 사회 규범social forces 사이의
상관관계를 보여준다. 소마 형태가 복합적이면 즉,
다양한 감정 패턴을 경험하면 소마적으로나 감정적
으로 보다 풍부한 삶을 살아가는 기반이 된다.

감정해부학은 오랜 시간 진화해 온 인체의 수수
께끼를 다루며, 인간이 살면서 겪는 도전 상황과
즐거운 경험이 어떻게 인체 구조에 표현되어 있는
지 보여준다. 또한 인간의 과거와 현재뿐만 아니
라 미래까지 들여다 볼 수 있는 정보도 제공한다.
뒤이어 출간될 책, 『형태형성 과정The formative
process』과 『경험이 형태를 구성한다.The stage
of organizing experience』는 소마 교정 및 재교육
작업에 도움이 되도록 집필하였다. 이 두 권의 책은
모두 현대적인 사유가 반영된 소마 과정 교육의 기
본 토대를 제공한다.

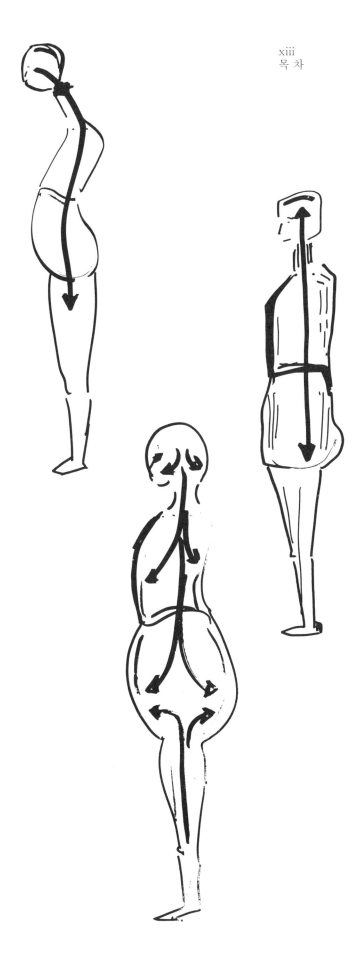

『감정해부학』을 집필하기 전 스케치 했던 그림들.

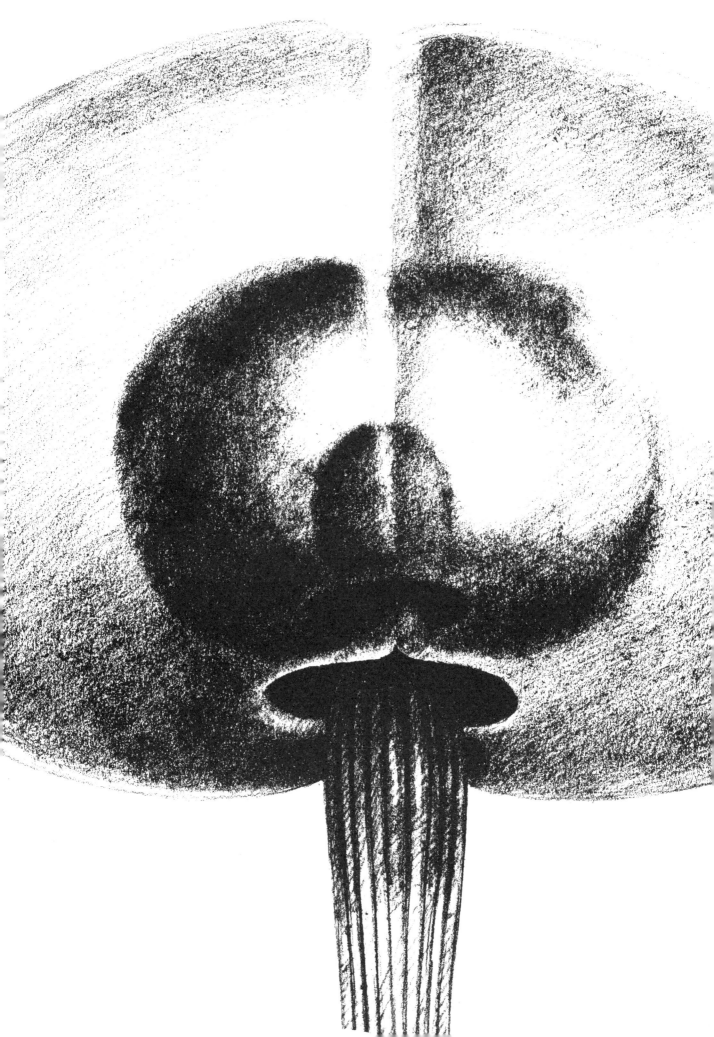

제 1 장

탄 생

creation

존재란 생명이 살아 있는 형태로 구조를 갖춘 기전에 대한 헌사이다. 생명체가 하나의 독립적인 존재가 되려면 내재하는 형태로의 충동을 따라야 할 뿐만 아니라, 자신만의 독특한 구조화 법칙을 습득해야만 하기 때문이다. 따라서 이 형태로의 충동과 구조화 법칙은 우주, 사회, 그리고 인간의 보편 언어라고도 할 수 있다.

생명은 모든 레벨에서 과정이다. 각각 독립된 생명의 사건들이 서로 사슬처럼 연결되어, 기저에 깔린 법칙에 따라 해당 존재를 표현하는 독특한 형태로 분화되는 과정이다. 우주도 과정이다. 미세한 구조물을 지닌 존재가 거시 레벨에서 형상화되는 사건이기 때문이다. 마찬가지로, 사회도 살아있는 구성원들이 소속되어 형태를 갖추어 나가는 과정이다. 우리 인간도 하나의 과정이다. 인간은 형태로의 충동을 지닌 생명의 사건들로 이루어져 있기 때문이다.

이 책에서는 이렇게 구조를 갖추려는 충동과 그에 따라 만들어진 형태에 대해 다루며, 어떻게 이러한 형태로의 충동 또는 구조화 법칙이 인체 그 자체에 표현되어 있는지 그림과 텍스트로 제시한다. 먼저, 우주가 살아있는 서브시스템sub-systems으로 구성되어 있는 것과 마찬가지로 인체도 전체적으로 살아있는 사건들로 구성되어 있음을 보여주는 증거들을 살펴볼 예정이다. 창조는 미시에서 거시로, 미세한 생명의 사건이 좀 더 크고 복잡한 층을 지닌 유기적 존재로 변해가는 과정이다. 이러한 관점에서 보면 생명체의 핵심을 표현해주는 두 가지 명제는 다음과 같다. 첫째, 생명체는 하나의 온전한 사건이지 일련의 서브시스템의 집합은 아니다. 둘째, 모든 생명체는 서로 내적으로 연결되어 있으면서 공통된 단일 매트릭스common single matrix에 의해 스프링처럼 이어져 있다. 존재로 변화하거나 또는 구조를 갖추는 과정은 외부에서 내부로, 대형에서 소형으로 이루어져 왔다. 사건은 외부에서 내부, 또는 내부에서 외부로, 소형에서 대형으로, 일반에서 특수로 또는 특수에서 일반으로 구조화될 수 있다. 형태는 구조를 지니고 있다. 그리고 이러한 구조와 기능의 관계가 바로 이번 장의 주제이다.

살아있는 생명체는 각각 자신만의 과정을 지닌다. 이 과정은 보편적이며, 지구 위에 존재하는 생명체가 지닌 본성이다. 비록 결정적인 법칙이 없다할지라도, 생명이 지닌 각각의 과정은 해당 종으로, 동물로, 사회로, 또는 해당 생명체의 영역으로 구별가능한 질서정연함, 안정된 예측가능성, 그리고 신뢰성을 지닌다. 지구 유기체 안에 존재하는 하나의 유기체인 인간은 연속해서 일어난 생명활동이 서로 연결되어 고도로 복잡한 형태로 형성된 것이다. 다시 말해 우리 각자는 생명활동들이 사슬처럼 엮여 있는 조직적 연결망이며 미세 환경이 모여 커다란 유기체 형태를 만들어낸 것이다. 이러한 관점에서 사람의 몸은 그 형태를 향해 신중하고도 끊임없이 조직해 나아가는 과정에 있는 생명체이다.

인체는 일련의 공간들을 구조화 한다. 이 공간을 통해 액체가 흘러간다. 윌리엄 지프리츠William Siefritz 박사가 예전에 제시한 원형질 영상을 보면 세포질과 원형질은 외부에서 보내는 압력과 내층에서 팽창하는 힘을 통해 공간을 조직하는 모습이 보인다. 이러한 움직임은 표면에 압력을 가하게 되고 스스로 이동하는 길을 만들어낸다. 체액은 인체 내의 수로channel와 관tube이 만든 영역 안에서 스스로 움직인다.

인간은 스스로의 형태를 만들어나가는 유기체이다. 공간을 연이어 조직하고 그 공간은 영양분과

물질들이 통과하는 구조로 발달된다. 구조의 내부에서는 서로 이어진 관을 따라 수증기와 가스가 이동한다. 체내에서 체액과 가스는 신진대사에 필요한 연료로 처리된다. 체액은 통과되고, 영양분은 흡수되며, 해롭거나 쓸모 없는 것들은 체외로 배출된다. 인체는 체액의 바다에 몸을 담그고 필요한 영양성분은 흡수하고 형태가 변형된 처리물을 세상으로 돌려주는 구조물과 비슷하다.

인체는 또한, 주변으로부터 감정의 양분을 받아들여 양식으로 사용하고 가진 것을 주변으로 나누어 주기도 한다. 인간은 이산화탄소와 산소를 서로 교환할 뿐만 아니라 남녀 사이에선 생식세포 교환도 이루어지고, 경험을 서로 나누기도 한다. 스스로 움직이는 통로와 수로는 세포 내에도 세포 밖에도 존재한다. 통로에는 특정 활동을 하는 공간이 있다. 신장에서 혈청serum이 만들어지고, 입안에서 음식물을 소화시키는 화학성분이 분비되는 것이 그 예이다.

공간, 즉 주머니pouch가 다르면 기능도 다르다. 위와 폐의 기능이 서로 다른 것이 그 예이다. 각 주머니들은 특정 위치에서 특정한 기능을 하는데, 폐는 호흡을, 위는 소화를, 뇌는 정보 처리를 담당한다. 이러한 관들과 주머니들은 특정한 운동성이 있거나 분해 작용을 가진 연동운동peristalsis을 한다. 이 특정 맥박패턴은 조직을 펌프pumps로 전환시킨다. 맥박조직은 생명체에서 발견되는 가장 근본적인 요소 중 하나인데 팽창과 수축, 신장과 단축, 부풀음과 줄어듦을 오가는 특성이 있다. 세포질과 핵의 운동은 세포 내 섭식feeding과 유전자 복제 움직임에서 관찰되는데, 하나의 핵이 늘어났다 응축되면서 두 개의 딸 세포로 분열되는 모습을 보면 확인할 수 있다. 이 늘었다 줄었다 하는 펌프액션 pump-like action은 다양한 종류의 조직에서 비슷하면서도 독특한 특정 맥박패턴으로 나타난다. 심장조직은 끊임없이 불수의적인 리듬으로 움직이는데, 평활근의 팽창과 수축 사이클 또는 골격근이나 횡문근의 수의적인 신장-수축 사이클과 서로 비교된다. 인간은 자신의 심장의 맥박과 그 리드미컬한 규칙을 느끼는데, 심장이 강하게 뛰거나 흥분 상태가 되면 무서워하거나 경계하게 된다. 뇌 조직 역시

맥박이 뛰며, 마치 장처럼 부풀었다 줄어든다. 사실 모든 기관에서 맥박이 뛴다.

유기체는 공간이 있는 구조물이다. 맥박 치는 공간이 서로 이어지고, 관은 층을 이룬다. 유기체는 신경, 근골격, 소화계로 연결된 관tube과 층layer의 연속체라 할 수 있다. 관의 형태는 혈관, 신경줄기, 소화기, 또는 간에 있는 주로track의 사선 부위에서 쉽게 찾을 수 있다. 이런 관들은 외부에서 내부로 층을 이루고 있는데, 보호조직, 막조직, 근육층, 결합조직 그리고 관의 내강을 둘러싼 층의 순서다. 내부에서 외부로 살펴보면 가장 안쪽에 대사물질들이 처리되는 내피조직endothelium이 덮여있고, 그 다음엔 근육의 결합조직, 섬유조직fibrous tissue, 그리고 가장 표층에 또 다른 막이 둘러싸고 있다. 즉 모든 관상 기관은 여러 겹의 막이 내부, 외부, 중부를 감싸고 있고 이 관 안으로 흐르는 물질들까지 겹겹이 층을 이루고 있다. 이러한 원칙을 인체 전반에 적용하면 하나의 유기체는 특정 맥박과 진폭으로 팽창, 수축하며 액체 물질과 가스, 이온을 순환시키는 여러 막의 연결체라고 할 수 있다. 뇌 역시 적정한 맥박을 유지하여 뇌척수액을 순환시키고 횡격막은 내부 압력을 유지해 외부의 공기를 내부로 순환시킨다.

관상 기관의 자동운동성motility은 한 개인의 형체를 유지하고 정체성을 만드는 기본 감정을 제공한다. 팽창과 수축 패턴을 통해 빔과 참, 느림과 빠름, 확장과 수축, 삼킴과 게움 등의 기본적인 느낌을 지각하고 인지한다. 두려움이나 분노, 충격을 느낀 상황에선 자동운동성 패턴에 기능 과잉이나 기능 저하가 올 수 있다. 그리하여 발작에 가까울 정도로 흐느껴 울거나 반대로 냉담한 말을 하고 쓰러지기도 한다.

이번 장에서는 하나의 세포에서 공간과 관, 그리고 자동운동성이 어떻게 발달하는지, 하나의 세포가 어떻게 모든 팽창과 수축의 요소를 갖추고 있는지, 팽창과 수축이 어떻게 내부 공간을 만들어 내고 어떻게 하나의 세포가 부풀고 줄어드는지 다룬다. 어떻게 하나의 세포가 여러 개의 세포로 이어지고 관을 조직하는지, 어떻게 하나의 관이 두 개, 세 개, 심지어 연속체를 만드는지, 그리고 수평으로 이어져 수직으로 연결된 다음 마침내 동그란 모양을 완성하고 어떻게 중력장 안에서 스스로 조직해가는지, 어떻게 기둥처럼 두꺼워져 물질들을 실어 나르는 통로가 되는지, 그리고 이 관들과 그 운동성, 그 공간들이 우리가 인간으로서 기능하고 감정을 느끼게 하는지에 대해 그림으로 보여 줄 것이다. 관이 경직되면 유연함이 떨어지고 이는 독선적이거나 실패에 대한 공포를 느끼게 한다. 운동성이 둔한 관은 감정 분출에 대한 두려움을 일으킨다. 또한 관tube이 부으면 정체성이 부족해지고, 빈 공간이 많은 관은 우유부단하고 끊임없이 갈망하는 감정을 불러온다.

관과 공간, 자동운동성의 발달 과정을 보면 인체가 어떻게 기능하는지, 내부의 느낌은 어떤지, 어떤 감정들을 느끼는지에 대해 알 수 있다. 평상시 보이던 자동운동성과 움직임 패턴은 스트레스 하에서 달라진다. 이런 감정과 해부학의 이미지는 내부에서 외부로 표현된다. 우리가 감정적으로 정신적으로 스트레스를 받으면 내부에서는 어떤 일이 일어나는가? 관은 어떻게 변하는가? 나의 관, 주머니들 간의 관계는 타인의 관, 주머니들 관계에 어떤 영향을 미치는가? 인간은 방어가 필요할 때 스스로를 어떻게 조직하는가? 싸울 것인가, 도망갈 것인가? 주저앉을 것인가? 버틸 것인가? 조직이 과도하게 결집되어 경직되거나 느슨하게 구성되어 구멍이 숭숭 뚫린 형태로 변해 있으면 각각 어떤 식으로 극복해 나가는가? 이런 형태가 주변과의 관계 맺음에 어떤 영향을 미치는가?

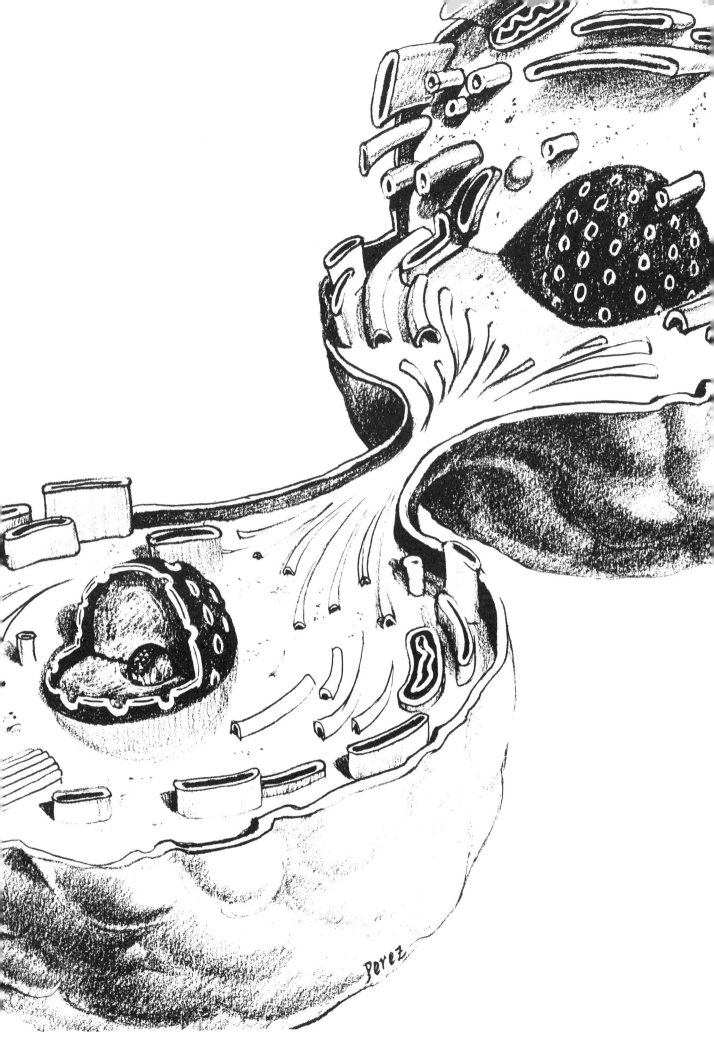

세포에서 관으로 cells to tubes

세포는 대부분 수분으로 구성되어 있으며, 기체나 증기, 지질, 단백질 등으로 분화되거나 응축된 다양한 상태로 존재한다. 형태도 변하는데, 솟아오르거나 내려가고, 응고되거나 흩어지며, 결집되거나 안정상태로 변하기도 한다. 이런 맥동은 세포막 내부뿐 아니라 막구조 내의 미세소관에서도 나타난다. 세포는 스테로이드나 단백질 호르몬같은 특수 액체 물질과 영양분을 합성한다. 관내를 흐르는 액체의 팽창, 수축과 그 파생세포 및 관은 소마 조직과 지능 그리고 성격을 결정하는 중심 요소이다. 우리 몸의 중심은 혈관과 관들로 연결되어 있으며 유동성 liquidity을 지닌다.

세포는 수평으로, 수직으로, 원형으로 맥박한다. 세포는 늘어나고 길어지며 양극화되고 내용물이 균등하게 양분되며, 관들과 역선line of force을 따라 딸세포를 만든다. 분화된 형태를 보면 둥근 타원형의 세포가 양 날개처럼 나뉘어 평평한 적도판 위에 여러 관들이 모여있다. 유기체는 분열된 한 개의 세포가 겹겹이 층을 이루면서 그 수가 점점 증가한다. 이는 마치 거리가 늘어나고 빌딩이 높아지면서 도시가 구축되어가는 현상과 비슷하다. 모든 세포는 발생 초기 단계에서 직접적으로 연결되어 있지만 층이 나뉘어져 있지는 않다. 세포는 맥동패턴과 세포액을 통해 자신의 상태에 대한 정보를 빠르고 직접적으로 전달한다. 세포들이 연결되고 형태를 이루면서 공통언어를 만들고 맥박이 하모니를 이루며 세포들의 성장단계와 신진대사, 구조의 특성 등을 반영하여 전달한다. 배아와 태아 그리고 신생아는 세포가 단순히 밀집된 상태 또는 액체가 단단해진 형태라기 보다는 그 자체가 유동성 조직에 가깝다.

세포의 복제와 조직의 치밀화, 계층화를 거쳐 복잡한 성장이 일어난 후 심장이나 뼈 등으로 세포분화가 일어난다. 그런 다음 관 주머니들이 발달하면서 수직과 수평, 원형으로 맥동이 일어나기 시작한다. 이 새로운 단계에서 항중력 조직이 갖추어진다. 내부구성물의 붕괴나 방출을 막고 팽창과 수축이 확보되어야 하기 때문이다. 심방과 판막도 끊임없는 맥박을 유지하기 위해 중력에 저항하는 조직이 필요하다.

이는 바로 인간이 맥동성 세포pulsating cell에서 다중리듬맥박 유기체로 탈바꿈metamorphosis 한 것을 반영한다. 따라서 인체는 내부 구조물들의 리듬패턴이 불균형하고 부조화를 이루는 상태에서도 정상적인 기능을 유지할 수 있다. 관상맥동tubal pulsation의 패턴은 '내가 나'라는 사실을 인지하는 감정을 발화시켜 자아정체성을 확립시킨다. 또한 내부와 외부, 심층과 표층을 만들어내 존재의 크기를 알리는데, 이러한 내면상과 외면상은 감정과 자아개념self-concept을 이루는 핵심이 된다.

인식이 가능하려면 기본적인 사고감정thought-feeling의 과정이 있어야 한다. 팽창하고, 부풀고, 도달하고 나면 철수하고, 줄어들고, 수축해야 한다. 세상을 향해 나아가다가 자기에게로 돌아오는 끊임없는 순환이 반복되는데, 이는 긍정적 스트레스와 부정적 스트레스가 맥동의 패턴을 방해하면서 더욱 뚜렷해진다. 가끔은 극과 극인 상태에서 충돌이 일어나기도 하며, 뻗어 나가려는 동시에 움츠러들기도 한다. 과도하게 확장되다가 되돌리는 힘이 부족해지거나 아니면 움츠러든 나머지 확장할 힘이 떨어지기도 한다. 이런 상황 하에서 세포는 맥동의 범위를 잃기 시작하고 감정, 생각, 행동뿐 아니라 자신의 자아상에도 영향을 미친다.

세포는 세상을 향해 뻗어 나가거나 세상으로부터 멀어지며, 받아들이기도 하고 내보내기도 한다. 팽창과 수축은 세포의 자기 표현이며 의지이다. 압력을 유지하는 방법 또한 자아개념의 표현이다. 이렇게 주고 받는 방식이 곧 소통이다. 세포는 내부에 압력을 발생시켜 외부의 압박을 밀어낸다. 이 압력 연속체가 자아개념을 형성한다.

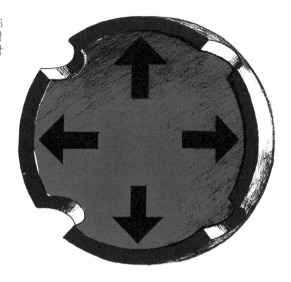

1. 팽창, 부풀음, 외부로 이동

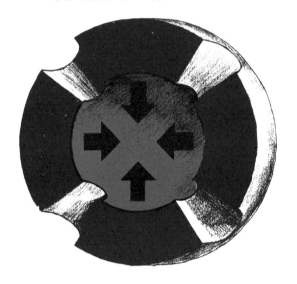

2. 수축, 축소, 내부로 이동.

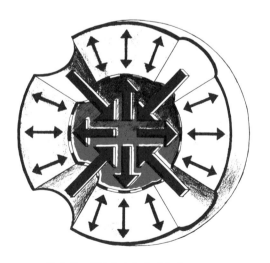

3. 끊임없는 팽창과 수축의 연속체

그림 1. 세포 내부의 압력이 외부로 향한다. 세포 표면의 패임은 외부로 연결된 통로다.

그림 2. 세포벽이 강화됨으로써 외부 압력에 저항한다.

그림 3. 외부압력과 세포벽 강화가 지속적으로 교차되면서 외부와 내부 사이의 맞교환이 이뤄진다.

인간은 약 2.54㎠ 면적에 약 6.8㎏의 압력을 가하는 중력에 저항해야 한다. 따라서 세상이, 또는 나 스스로 만들어 내는 압력을 버티려면 민감해져야 한다. 압력이 과하면 우리는 압축되거나 눌릴 것이고 너무 적으면 물 밖으로 나온 물고기처럼 부풀어 오를 것이다. 만약 인체의 압력이 내부에서 외부로 또는 외부에서 내부로 점진적으로 늘어나면 세포막은 두꺼워지며, 외부에서 전해지는 압력이 부족하면 부풀어 오를 것이다. 또 세포막이 약하면 내용물이 새어 나오거나 터져버릴 것이다. 압력이 갑자기, 빠르게 전해지면 세포막은 철봉처럼 경직된다. 그러므로 인체 구조가 정체성을 유지하려면 계속되는 압력에 대한 인지나 수용 방식이 지속적으로 유지되어야 한다. 세포가 지속적으로 혹은 갑자기 변하면 그 정체성도 바뀌기 때문이다.

그림 4. 세포는 그 자체로 온전한 우주이며 미시 세계의 행성이다. 세포는 복잡한 구조의 공 모양으로 되어 있으며 모든 인체 조직의 근원이 된다. 세포 안에 불필요한 것은 하나도 없다. 세포에는 외부와 경계를 짓는 막이 있고, 내부에는 핵이 있어서 염색체를 담고 있다. 그리고 에너지의 원천인 ATP와 이를 만들어내는 DNA와 미토콘드리아가 존재한다. 가장 중요한 점은 변형된 모든 세포는 커다란 다세포 유기체가 갖고 있는 모든 것을 담고 있다는 것이다. 형태를 띤 구조물엔 외부와 내부가 있고, 중심 역할을 하는 기관, 물질의 순환을 담당하는 기관과 통로가 연결되어 있다. 조직의 층 위에 또 층이 놓여있으며, 물질들은 특정한 통로를 따라 운반되고 수송된다. 압력은 기관이 응축해 있거나 느슨한 곳을 따라 고르게 전달된다. 세포 표면의 구멍들은 입구 또는 출구이다. 세포와 그 안의 기관들은 내부와 외부의 전반적인 느낌을 알려준다. 겹겹이 있는 층들이 압력을 생성하거나 조절하여 전체적인 힘을 조절한다.

하나의 세포는 여러 세포로 발달한다. 세포가 나눠진다는 것은 일종의 착각이다. 세포는 단순하게 나눠지는 게 아니라 발달 또는 발전한다. 원형의 세포는 군락을 이루고 여러 개의 세포로 된 하나의 커다란 원형질이 되며 기다란 관 모양으로 조직되고, 관은 비어있는 상태로 두껍게 구획이 나뉜다. 이 관은 다시 주머니 형태로 부풀어 오른다.

그림 5. 세포 집단은 원형을 이룬다. 두 개의 층은 세 개의 세포로 이동하여 빈 공간(강)과 주머니(낭), 중심부(중배엽)의 세 부분으로 나뉜다. 이 공간이 세포맥동을 증가시킨다.

그림 6. 외부 층(외배엽), 내부 층(내배엽), 중심 층(중배엽) 세 개의 층으로 나뉘면 중심층은 근육으로 발달하고, 외부 층은 피부와 신경 그리고 내부 층은 장기로 발달한다. 관상 기관은 내부 층이 길어지면서 형성된다.

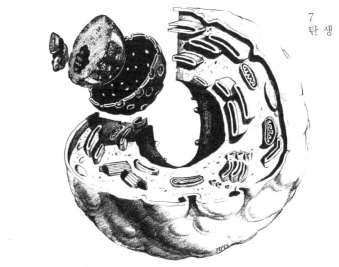

4. 세포의 구성: 층과 관

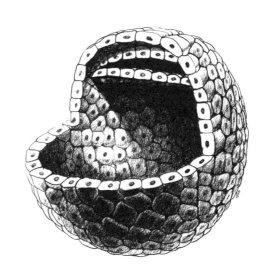

5. 세포 내의 층

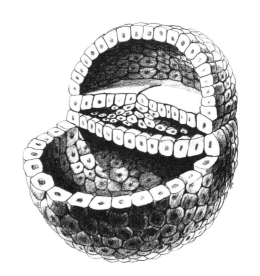

6. 주머니와 횡격막 발생

그림 7. 한 개의 세포는 양극으로 갈라진다. 이때 관 모양과 터널 모양이 형성되면서 분리가 이뤄진다. 두 개로 나뉜 세포는 통로로 연결된다. 각 세포에는 핵이 있다. 내부물질들이 양쪽으로 오가는 동안 중간에 병목이 형성되며, 그 부분이 좁아진 다음 분열된다. 패턴은 명확하다. 신장과 분리가 일어난다. 관이 팽창되면서 주머니가 형성되고 부풀어오르면서 마침내 두 개로 갈라지며 종결된다.

그림 8. 초기 발생 단계에서, 관은 내부에 반구를 형성하고 여기에서 신경계와 뇌가 만들어진다.

7. 분리 해부학: 돌출과 투입

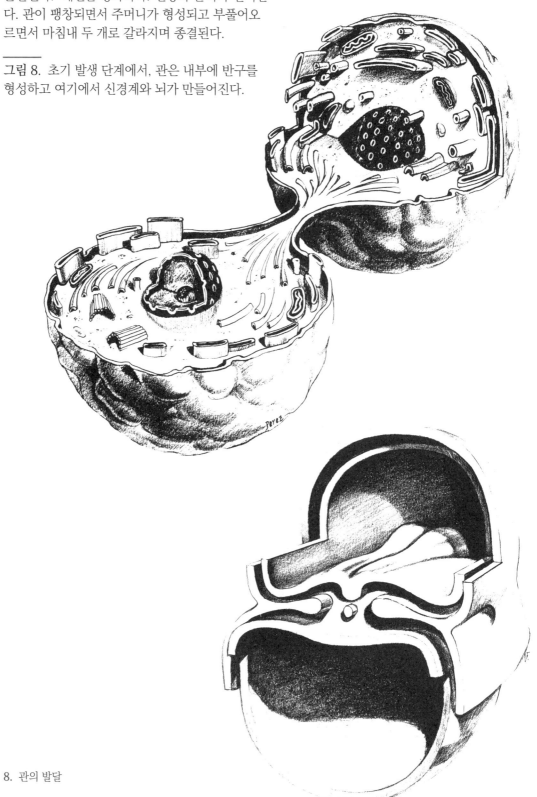

8. 관의 발달

그림 9. 세포는 관과 공간(강), 내부 층으로 나뉘어진 후 길어지면서 주머니(낭)를 만든다. 길어진 주머니는 혈관, 장, 척수, 피부로 발달한다.

그림 10. 인체의 층(배엽)은 분명하다. 외배엽은 피부와 신경, 중배엽은 근육과 연골, 내배엽은 영양과 호흡을 위한 장기로 발달한다.

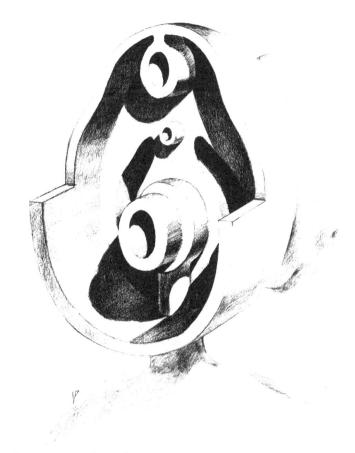

9. 여러 개의 관으로 이루어진 조직

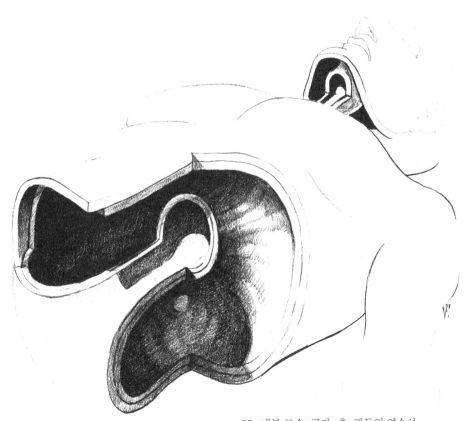

10. 내부 모습: 공간, 층, 관들의 연속성.

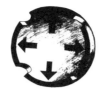

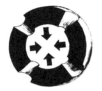

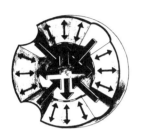

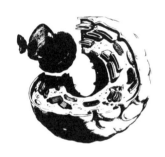

세포 한 개가 공 모양의 세포조직으로 바뀌고 관 형태로 발달한다. 이 다음 단계에서는 빈 공간과 단단한 조직으로 나뉜 후 복잡한 구조물로 변하는데, 이곳을 통해 물질들이 운반된다. 인체는 막으로 쌓인 하나의 세포에서 시작하는데 세포의 내부 물질들은 내부의 압력을 만들어 외부의 압력에 고르게 저항한다. 세포는 내부와 외부의 다른 두 세상과 소통한다. 세포막이 열리고 닫힘으로써 강화되고 신장되는 변화를 통해 맥동의 기본 패턴이 설정되는데, 이러한 팽창과 수축은 세포의 내부와 외부로 물질들이 운반되는 힘으로 작용한다. 세포는 여러 개의 세포들로 형성된 판을 담기 위해 내부에 필요한 공간을 스스로 감지한다. 이 판은 둥근 모양이며 세포 위에 세포가 얹혀져 내부에 공간이 생긴다. 세포들이 발달하면서 내부 공간은 두꺼워지는데 이런 일들은 동시에 진행된다. 내부에 생긴 구획이 발달하고 세포 벽이 두꺼워지면서 중간을 가르는 판도 발달한다. 이 판은 평평해지면서 관 모양으로 길어지기 시작한다. 두 개로 나뉜 구획은 내부에서 통로로 연결된다. 내부의 관은 영양물질을 운반하고 외부의 관은 테두리와 분할을 만들어내고 중간의 관은 근육을 만든다.

이제 발달이 가속화 되어 세포는 관, 주머니, 공간으로 나뉜 형태에 막들이 서로 연결된 구조물로서 고도로 발달된 조직이 된다. 한쪽에서 내부 발달과정이 끝나면 다른 한쪽에선 외부 발달과정이 끝난다. 내부와 외부가 이어지면 이것이 항문과 입이 되고 뇌와 척수가 된다. 따라서 원형의 세

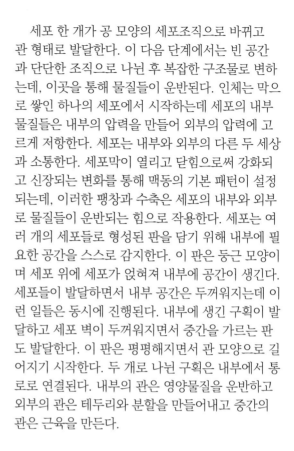

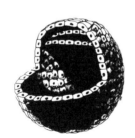

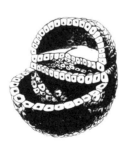

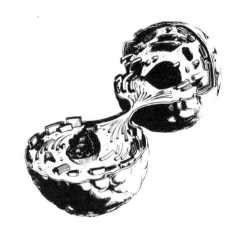

11. 내부공간 생성

포는 세 개의 층(배엽) 즉 내부, 외부, 중간으로 나뉜 긴 관이 되는 것이다. 외부 층은 피부와 신경으로 발달하는 외배엽ectoderm으로 정보전달 기능을 하며, 중간 층은 근육과 혈관으로 발달하는 중배엽mesoderm이며 지지기능과 움직임을 제공하고 내부 층은 장기와 내장으로 발달하는 내배엽endoderm으로 영양분과 기초 에너지를 생성한다. 외배엽과 내배엽은 중배엽 위치에서 맞닿는다. 경계를 이루는 외부는 사회적 자아라 할 수 있다. 내부는 비밀, 심연, 과거와 현재에 해당하며, 중간은 의지적 자아로 내부와 외부를 조율한다. 내부의 관은 먼 거리를 연결해 물질을 전달하고 표층에서 심층으로도 전달한다. 세 개의 층 즉, 외배엽, 중배엽, 내배엽의 일반적인 기능은 세 개의 특별한 주머니 즉, 머리, 가슴, 복부로 연결된다.

세포 증식의 초기에는 세포가 두 개에서 네 개로, 네 개에서 여덟 개, 열여섯 개, 스물 네 개로 증가하는데, 이들의 표면은 서로 연결되어 있어서 주변 세포는 서로 접촉해 있다. 이는 조직의 연결성을 증명해 보인다. 배아 초기 발달단계에서 모든 조직과 장기는 밀접하게 연결되어 있다. 심장과 뇌는 단지 두 개의 표면을 사이에 두고 떨어져 있다. 이 때 심장 맥박은 곧바로 뇌에 새겨진다. 다른 신경이 필요 없는 것이다. 발달이 계속되는 동안 접촉했던 기억은 흔적처럼 남는다. 이는 은밀한 정보로 기억된다. 모든 조직은 연결되어 있고 인간은 이들 조직에 접속돼 있다. 인간은 한 조각의 세포가 비틀어지고 구부러지고 곡선으로 말려 장기와 기관이 되고 하나의 유기체로 발전된 것이다. 심부 층은 접촉면을 통해 멀리 떨어진 조직에도 영향을 받는다.

모든 층이 내부적으로 연결되어 조직에 의식을 불러 일으키는데, 이런 현상은 수천 개의 세포 표면과 내부 환경이 만들어내는 패턴 인식이 하나로 통합되면서 일어나게 된다. 이로써 자기인지self-awareness가 생긴다.

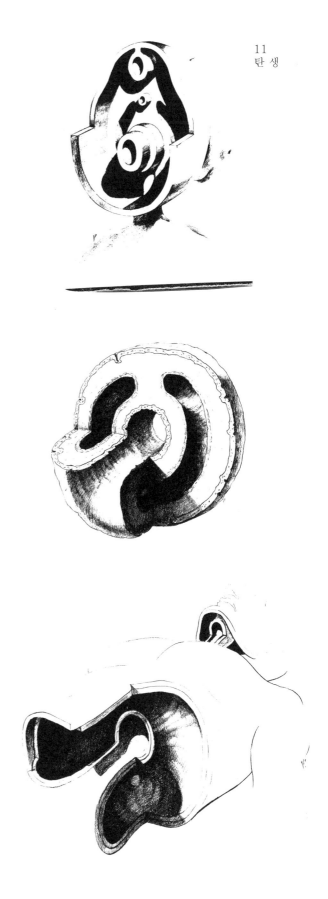

12. 관과 층의 생성

맥동 펌프 the pulsating pump

모든 생물은 세포 단계에서 안팎으로 맥동이 시작된다. 펌프 작용은 세포 움직임과 내용물의 이동 그리고 영양분의 교환을 위해 매우 중요하다. 세포는 여러 개가 합쳐져 더 큰 펌프 작용을 한다. 펌프 작용은 수분 교환, 호흡, 양분 섭취 운동 및 배설 등 다른 여러 기능의 기본 바탕이다.

각기 다른 강도와 진폭으로 연동운동하는 관들이 연결되어 하나의 커다란 유기체가 된다. 척추, 근육, 위, 심장, 뇌는 각자 다른 크기로 팽창과 수축하며 움직이는데, 뇌의 신경 중추와 특정 호르몬 분비는 리드미컬한 파동으로 빨라지거나 느려지도록 조절된다. 인체는 두려움을 느끼면 펌핑이 빨라져 몸 전체 연동운동이 증가한다. 흥분하면 그 속도는 더욱 빨라진다. 슬픔을 느끼면 펌프 기능이 떨리며, 우울감을 느끼면 연동운동은 느려진다. 긍정적 스트레스와 부정적 스트레스는 인체의 관상구조와 연동운동에 악영향을 가져온다.

맥동은 매우 유연하여 자극에 적응하는 능력이 뛰어나다. 펌프 작용은 외부 압력에 대항해 외막을 유지하고 물질의 출입을 선택적으로 조절함으로써 조직 고유의 압력을 유지하게 한다.

체내 관은 중력에 대항하여 위로 뻗어나갈 수 있는 유연한 구조물로 발달되었다. 수평적으로 조직된 구조물은 중력에 저항해 위아래로 부풀거나 길고 짧아져야 하는데 식물의 관 같은 경우 단단한 껍질을 만들어 버틴다. 반면 인체의 항중력 근육은 직립상태를 유지하기 위해 맥동 패턴을 바꾼다. 직립을 잘 하기 위해서는 압력을 버티며 스스로 압력을 생성해야 한다. 임신을 통해 아이가 잉태되며, 어머니 자궁 속의 태아는 무중력 환경에서 성장한다. 양수와 자궁은 관으로 서로 연결되어 수압을 조절한다. 이렇게 유연한 관을 통해 태아가 발달하고 감정도 함께 생겨난다. 생겨난 감정들이 내부의 관을 약하게 만들거나 뻣뻣하게 만들기 때문에, 겉으로 보이는 연부 조직은 부드러움과 연약함이라는 감정을 담고, 경부 조직은 공격성과 판단력을 담는다.

사람의 다양한 자세는 중력에 살아남기 위해 순응한 고유한 결과물이라 할 수 있다. 따라서 인체가 중력에 순응하려는 몸부림이 계속되면 부수적으로 체액 변화가 생긴다. 체강이 부풀어 오르는 것은 기능과 감정에 있어 압력 조절이 잘 안 되었다는 것을 의미한다. 대표적인 사례로 폐기종emphysema이나 천식asthma이 있다. 복압이 증가하면 생식이나 배설에 문제가 발생할 수 있고, 뇌신경계에 압력이 늘거나 줄면 두통이 생기거나 근육에 마비가 올 수 있다. 인간의 감정과 자세는 맥동 기능으로 이뤄진다. 생각과 자아개념도 이러한 과정을 거쳐 형성된다. 여기에는 심리학적인 이해를 위해 깊은 의미가 담겨있다.

자기반성self-reflecting이 가능한 인간은 받아들이고, 간직하고, 받은 것은 되돌려준다. 인간은 주변 세상을 사용하고 변화시킨다. 그러면서도 더 큰 세상에 속해 있다. 거꾸로 감각의 가장 깊은 곳으로 들어가서 보면, 인간은 스스로 형태를 만들며 살아가는 미세한 생명체로 이루어진 조직체이다. 영혼을 간직한 인간은 원자로부터 세포까지, 세포에서 우주 전체까지, 눈에 보이는 세상과 미지의 세상에 존재하는 생명들과 파동을 매개로 서로 하나로 연결된 존재이다.

파동 pulsatory waves

맥박이 물결치면 파동이 끊임없이 일어나는데 이를 연동peristalsis 이라 한다. 세포 내 세포질에 물결이 일면 이것이 반영되어 세포의 팽창과 수축의 기본 패턴으로 발전한다. 인간은 수평적, 수직적 파동의 연속체이다.

첫 번째 수직 파동은 내배엽에서 일어나는 영양 섭취, 호흡과 관련이 있다. 이 파동을 돕는 펌프 기지가 있는데, 두개골의 천장, 골반, 횡격막, 구개(입속 천장), 혀, 성문, 후두, 골반 기저막, 두개골, 발 등이 그러한 곳이다. 다음 파동은 신경계로 연결되는데 외부와 내부 감각을 연결하고 정보를 안팎으로, 위아래로 전달한다. 신경관의 파동은 두개골에서 마미총cauda equina으로, 뇌에서 내장신경으로 그리고 사지와 피부로 향해 흐른다. 중추신경계에서는 그 흐름이 빠르고 자율신경계에서는 천천히 흐른다. 다음으로 큰 파동은 신체 지지와 뼈, 근육의 움직임에서 일어난다. 근육은 그 고유한 톤의 파동으로 직립을 유지시킨다. 척추 가까이에 있는 적색근에는 길고 느린 파동이 흘러 큰 힘을 들이지 않고도 항중력근육을 활용해 우리 몸을 지지한다. 반대로 즉각적 움직임으로 반응하는 백색근에는 짧고 강한 파동이 흐른다. 이 빠른 근육 톤의 패턴은 외관상 공격성으로 나타나고 느린 톤은 부드러움으로 나타난다. 파동의 흐름은 손과 발, 성기, 입, 눈, 체벽body wall으로 빠져나간다. 가장 심층의 파동은 호르몬의 흐름이다. 호르몬은 혈액의 흐름과 밀접하게 연관되어 있지만 순환에 더 직접적인 물질을 분출한다. 신경전달물질을 담은 호르몬과 아드레날린으로 알려진 에피네프린epinephrin은 빠르게 흐르고 갑상선과 뇌하수체 성장 호르몬은 느리게 흐른다.

이러한 구조를 중첩해서 보면 마치 벌레나 지렁이가 기어가는 듯한 유동적인 움직임을 확인할 수 있다. 여기에 수평으로 흐르는 파동이 고리 모양으로 압축을 만들며 일정 간격으로 흩어져 있다. 이는 줄줄이 소시지 모양에 펌프 기능이 있는 것과 같다. 이 고리는 밸브를 닫는 것처럼 압축을 만들어 내며 구획을 나누고 공간을 분리시킨다.

인체의 외관은 머리, 가슴, 골반으로 나뉘고 목과 허리가 좁아지면서 주변은 부푼 형태를 갖추고 있다. 내부를 해부해보면 수직적 흐름에 밸브가 가로지르고 있음을 볼 수 있다. 머리가 동그란 모양으로 부풀었다면 구개(입천장) 위치에 나비뼈(접형골)

sphenoid와 대후두공foramen magnum이 두개골을 상부와 하부로 나누고 있다. 머리 밸브의 하부는 구개를 포함해 혀, 성문, 성대 그리고 설골과 목덜미 주변의 근육인 승모근(등세모근)과 사각근(목갈비근)에 있다. 다음 밸브는 목인데 몸통을 목과 가슴 두 부분으로 나눈다. 내부의 가장 큰 밸브는 횡격막이며, 이 막은 가슴과 복부를 나눈다. 골반기저는 엉치뼈(천골)와 궁둥뼈(좌골)가 닻을 내릴 수 있게 하부의 끝단 역할을 한다. 마지막으로 발은 최하단 밸브로 땅과 접촉해 상호작용을 한다.

맥박은 수평과 수직으로 머리에서 발끝까지 흐른다. 또한 순환하는 고리처럼 적정한 각도의 수평으로 흐른다. 이 적정 각도를 유지해 수평으로 흐르는 압력과 수직으로 흐르는 압력은 인체가 직립하고, 특정한 인식과 기능을 갖는데 필요한 압력으로 작용한다. 수평으로 흐르는 파동은 위 아래로 연이어진 압력들이 이동할 수 있게 밸브처럼 조여지면서 강력해진다.

이렇듯 파동과 구획, 그리고 횡격막은 중력을 버티게 해주는 압력을 발달시킨다. 이 모두가 직립형태를 유지하기 위해 중요한 역할을 한다. 수평 파동뿐 아니라 관들의 연동작용은 중력을 이기는 힘이 된다. 두 개의 다른 파동 즉 내리누르고, 반대로 밀어 올리는 흐름은 상호작용한다. 땅과 맞닿는 발은 울림을 반향하는 북을 닮았다.

약해지거나 뻣뻣해진 고리와 관에 의해 걷고, 움직이고, 감정을 느끼게 하는 기능이 영향을 받는다. 경직되고 단단한 고리나 관은 파동을 수축시켜 속도를 빠르게 만든다. 약하거나 부풀어오른 막은 파동을 느리게 해 속도 또한 느리게 만든다.

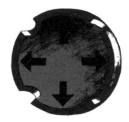

팽창, 부풀음

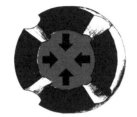

수축, 줄어듦

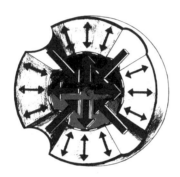

팽창과 수축의 연속

13. 흥분과 맥동의 연속체

그림 13. 기본 맥동 조직과 생식 관계와 흥분상태 유지.

세포는 이온 교환을 통해 마치 아코디언이나 펌프처럼 부풀었다 줄어들고, 팽창했다 수축하여 교환이 지속된다. 이 펌프 같은 맥동으로 흥분상태가 유지되면 세포막의 형태가 변하는 극단적 현상이 발생한다. 펌프작용은 팽창을 막는 외부의 세포막를 만들고 세포벽은 내부 압력과 밀도를 통해 수축을 막는다. 이렇게 양방향으로 압력이 존재한다. 이를 통해 안팎으로 주변물질과의 순환이 일어난다. 또한 연결된 세포끼리 내부 순환도 일어난다. 순환의 출구와 입구를 확인한 뒤 내부와 외부, 중간지대를 관찰하거나, 역동적으로 형태가 움직여 모양이 끊임없이 변하는 것을 보면 서서히 맥동이 드러난다.

그림 14. 세포 내 물질들의 분극polarize과 돌출 project

세포는 내부에서 외부로 물질을 분출시켜 위족 pseudopods 역할을 하고, 외부에서 내부로 물질이 투입되면 반대 움직임이 생긴다. 투입과 분출은 맥동의 연속성을 보여준다. 끊임없는 펌프 작용은 자동운동성의 패턴을 만들고 움직임도 만들어 낸다. 심장 모양의 변화는 펌프작용이 어떻게 전기순환을 유지하는지 보여주는 좋은 예이다. 심장은 피를 받아들인 후 담고 있다 배출한다. 자기 정체성에 맞게 형태도 변화하는데, 액체만 받아들이고 내뿜는다. 심장 외부와 내부의 막은 부피를 제한하고 내부의 빈 공간은 혈액을 받아들여 반대편으로 밀어 낸다.

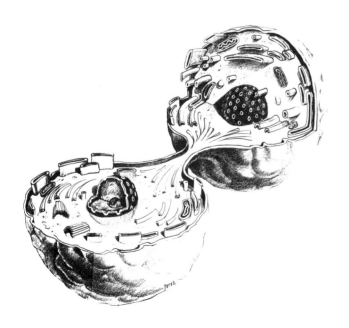

14. 원시주머니(낭)와 통로

그림 15, 16, 17. 주머니와 막(배엽)layer으로 형성된 초기 배아 발달과 그 기능을 보여주는 그림. 외부와 내부의 세포군락이 방chamber을 만든다. 양쪽 끝부분이 병목처럼 좁혀진 주머니처럼 생겼다. 병목 부분은 물질의 출입구이며 혈압조절 기능을 한다. 병목이 달린 주머니는 펌프 작용이 가능하다.

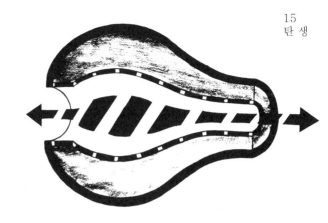

15. 층이 생긴 펌프the layered pump

이 주머니 모양의 관은 머리, 가슴, 복부-골반으로 나뉘어 발달한다. 골반에 해당하는 부위는 물질들이 빠져나가는 곳으로 생식기, 항문, 방광, 다리로 발달한다. 반대쪽 부위는 호흡기와 함께 입과 주요 감각들의 입구로 발달한다. 중간 부위는 내부 순환과 이동을 담당하는 심장, 복부, 내장으로 발달한다. 주머니를 나누는 고리는 횡격막, 분리 조직, 괄약근으로 발달한다. 외부세계와 접한 부위는 교환과 배출이 일어나는 부위이며, 내부와 접한 부위는 자극이 생성되는 지역이고 중간 영역에서는 자극이 지속된다. 펌프 현상은 세 개 배엽층에서 일어나는 파동 패턴의 상호작용으로 일어난다. 횡격막과 괄약근으로 나눠진 세 개 주머니 사이에서 이 파동 패턴이 존재한다.

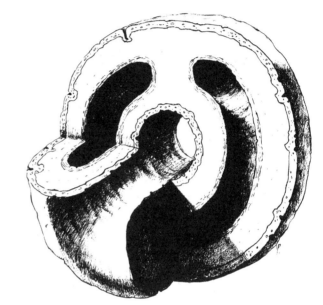

16. 관상 배엽의 횡단면

다양한 에너지 통로와 파동은 외부세계로의 진전과 회피를 결정짓는 초기 형태라 할 수 있다. 분출되면 외부로 나아가고, 합쳐지면 내부로 수용된다.

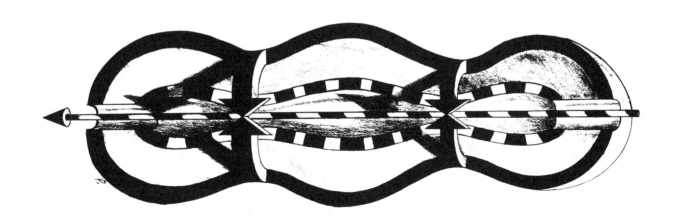

17. 다중주머니 관: 맥동에서 연동운동까지

그림 18. 세포로부터 군락으로 발전하며 다양한 관과 주머니로 조직된 유기체가 되어 스스로 움직일 수 있는 존재로 진화한다. 주머니 형태의 머리, 가슴, 복부, 골반과 고리 형태의 목, 허리, 입, 항문이 완성된다. 이제 이 유기체는 엎드려 기고, 네 발로 움직이다 일어나고 중심을 잡은 후 걸으면서 앞으로 나아간다.

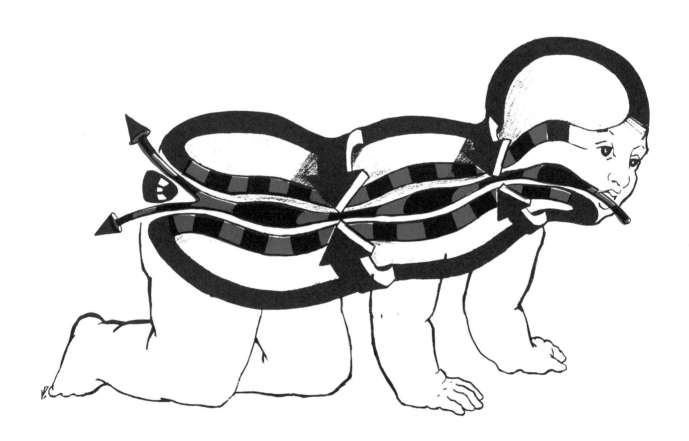

18. 자체 추진력을 만들어내는 연동운동

그림 19. 직립. 직립은 중력장 안에서 관, 층, 주머니를 구성하고 조합한다. 그림 17은 직립 직전 형태이고 그림 18은 직립을 향한 첫 번째 단계, 그림 19는 완성된 형태이다.

인간의 직립 자세는 유전적이다. 또한 내부 맥동이 응축된 상태이며 활동성excitation이 유동하고 있다. 이러한 직립 자세는 인간의 욕구를 기반으로 한다. 아이가 자라면 중력 중심이 머리에서 가슴 그리고 골반으로 이동한다. 이런 과정을 거쳐 직립 자세가 가능케 된다. 직립은 다양한 형태의 주머니들과 상호작용하는 다양한 흥분 상태의 층들이 강력하게 조합되어 있는 형태이다. 가장 강력하게 흐르는 흥분은 점선으로 그려진 내부의 관들에서 확인되는 데, 이곳은 호흡, 산소 처리, 소화, 영양 흡수를 위해 강한 리듬이 흐르는 장소이다. 중간 층은 저장고와 방처럼 활동성을 이동시키고, 유지시킨다. 따라서 중간 층은 스스로 움직인다기보다 단순한 기능만 한다. 외부 층은 피부와 신경으로 유연성은 있지만 자동운동성은 거의 없다.

맥동은 기쁨, 선함, 활력, 흥분과 같은 기본 감정을 만든다. 우리 내부에는 연속적으로 쌓아 올려진 구조물과 전송기가 있기 때문에 감각과 운동성이 한 개의 주머니에서 다른 주머니로 이동된다. 맥동은 머리부터 발끝까지 몸 전체로 흐르기 때문에 주머니 안과 각 주머니 사이 그리고 그 다음 주머니로 연결되는 것이 확실하다. 흥분감은 안에서 밖으로 또는 밖에서 안으로도 흐른다. 하지만 정신적 스트레스가 지속적인 패턴으로 흐르면 관, 층, 주머니는 경직되거나 길어지고 밀집되거나 압축되고 붓거나 막히고 또는 붕괴되거나 약해진다. 그리고 주머니들은 서로 좁아져 목이 짧아지거나 허리가 없어지고 흉곽은 붕괴되고 머리나 복부는 부어 오른다. 이런 상황 하에서 조직은 더 이상 맥동의 흐름을 유지하지 못한다. 또한 생각, 감정, 행동 그리고 직립 기능도 영향을 받는다.

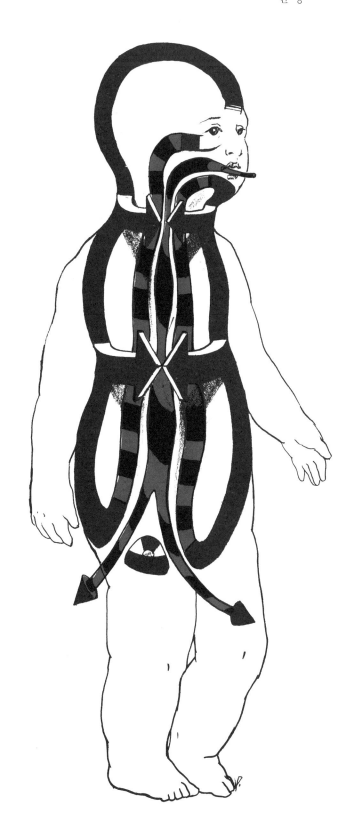

19. 연동운동과 직립

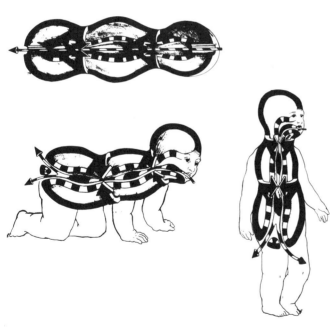

20. 연동운동 생물의 진화: 동물적 맥동에서 직립 인간의 자동운동성까지

자동운동성에서 움직임까지

자동운동성 패턴과 움직임의 패턴은 다르다. 움직임 패턴은 생물체가 한 곳에서 다른 곳으로 이동하는 방법을 설명한다. 소마 과정somatic process 관점에서 보면 움직임은 관절 및 뼈의 굽힘, 접음, 방향전환, 활주, 근육 들기, 당기기, 밀기, 조이기, 수축, 신장 등과 같이 기계적이다. 반대로 자동운동은 생명 존재가 대사를 처리하면서 발생한다. 세포의 활동성, 팽창과 양극화는 자동운동의 대표적 예이다. 분노나 공포 같은 감정의 발생 역시 또 하나의 예이다.

동물의 움직임은 기동성mobile과 자동운동성motile으로 나누어지는데 신장, 스트레칭과 상호작용으로서 수축이 있다. 이 기본 리듬은 살아있는 모든 동물에게서 확인되는데 크게는 심장에서, 미세하게는 세포에서도 일어난다. 여기엔 회전이 존재하는데 생물의 움직임은 고무줄처럼 나선형으로 늘어났다 나선형으로 수축하면 되돌아온다. 회전하고, 맥동 치며 늘어나고 줄어드는 움직임에는 두 가지 이유가 있다. 미세한 펌프로 영양을 순환하는 게 하나이고, 추진력을 발생시키는 게 다른 하나이다.

동물적 자동운동성에서 직립 이족 보행하는 인간의 움직임으로 발전하는 데에는 뻗기, 잡아당기기, 밀어내기, 이 세 가지 패턴이 필요하다. 이런 움직임은 수영을 할 때 쓰는 움직임 패턴과 비슷하다. 이 세 가지 패턴이 조합되면 추진력이 발생한다.

이러한 움직임 패턴은 자궁 속 양수에 떠있을 때부터 시작된다. 출산 시 태아는 스스로 길어지고 압축하며 회전하듯 밖으로 밀고 나온다. 자궁 속에서는 떠있는 상태에서 회전하고 돌면서 양수를 밀어내며 움직이는데, 이때의 회전력은 출생을 용이하게 하는 강력한 힘을 발휘한다.

출생 후 신생아는 사지와 몸통을 계속 스트레칭하고 비틀며 길어진다. 그런 다음 엄마 젖을 찾고 공간을 탐색하며 뒤집기를 시도한다. 아이는 점점 손과 팔, 발, 다리를 잘 사용하게 되며 이게 익숙해지면 배밀이를 시작하고 기어다닌다. 이러한 초기의 움직임은 수영 선수들이 평영을 하며 몸을 뻗고, 당기고, 밀어내는 움직임과 유사하다.

똑바로 일어서기 위해서는 다양한 움직임들이 개

입 된다. 배밀이, 기어가기, 쭈그려 앉기, 팔 뻗기, 잡아당기기, 일어서기를 거쳐 마침내 홀로 서기로 발전한다. 이 모든 움직임이 뻗고, 잡아당기고, 밀어내는 동작이 조합된 것이다. 배밀이나 기는 동작에서의 평영 기법이 쭈그려 앉기, 서기, 걷기 동작으로 변한 것이라 할 수 있다.

직립은 단지 뼈 위에 뼈를 얹어 무게를 버티는 기계적 상황이 아니며 항중력근들의 장력으로 완성되는 것 또한 아니다. 직립은 맥동의 패턴과 펌프 작용이 수직적으로 선 것이다. 팽창과 수축의 리드미컬한 패턴이 흥분성 액체물질을 공간과 공간으로 이동시키는 것이 직립 자세로 드러난다. 우리는 직립상태에서 효율적인 인체 펌프를 형성하기 위해 압력을 유지시키는 법을 배운다.

걷기는 수영의 움직임과 같은데 다만 뻗고, 당기고, 밀어내는 동작을 수직적으로 할 뿐이다. 걷는 과정에서 유기체 전체가 늘어나고, 회전하고, 비틀리고, 굽혀지고 수축한다. 걷기를 잘 하기 위해서는 척추, 골반, 어깨, 머리 모두에서 회전이 일어나야 한다. 여기에 더하여 팔다리를 뻗거나 당기는 동작이 더해진다.

_____

그림 21. 직립 관점에서 수영의 기본동작을 본 것이다. 동작의 상호작용, 발달, 완수를 통해 인간이라는 유기체를 배아로부터 직립까지, 배밀이에서 걷기에까지 이르게 한다. 이 수영동작은 다양한 발달단계에서 자동운동성에서부터 움직임까지의 연속성을 반영한다.

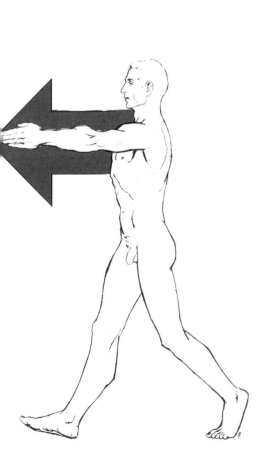
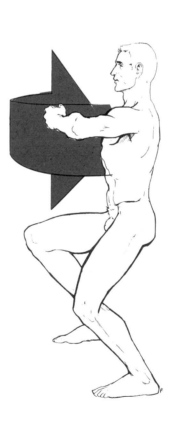
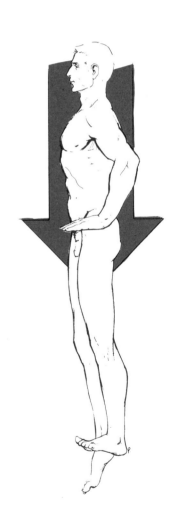

21. 기본 수영동작: 뻗기, 당기기, 밀어내기

움직임 연속체the movement continuum

인간은 피부, 막, 근육, 뼈, 장기, 액체물질 등 많은 층으로 이루어져있다. 피부는 연속적인 패턴으로 늘어나고 줄어들며, 골격근은 직립상태를 유지하기 위해 스스로 조율하듯 형태를 바꾼다. 뼈는 변화하는 압력을 받으며 줄어들거나 늘어나며, 장기는 가득 찼다가 비우는 역동적인 흐름의 연동운동을 한다. 또 체액은 유기적인 펌프 작용에서 오는 유연성으로 추진력을 받아 흐른다. 인간은 자신이 만들어낸 환경의 바다에서 유영한다. 뻗고 움츠렸다 다시 뻗는데, 이것이 바로 자동운동이다. 자동운동은 팽창과 수축, 신장과 단축, 늘어남stretching과 모여듬gathering의 반영이다. 이는 일반적인 움직임과는 또 다른 내부의 흐름이다. 움직임은 전진과 정지 기능을 만들어내는 골격근의 운동을 일컫는다. 골격근에는 미세한 무늬가 있는데, 움직임을 억제하거나 긴장성을 보강하고 또는 방향을 이동시키는 역할을 한다.

그림 22. 자궁 안에서 골격근 시스템은 작동하지 않는다. 하지만 혈관계와 심혈관계, 내부 장기들은 자율적으로 움직인다. 여기서는 유기체 전체가 자유롭게 유영하며, 맥동이 우세하다. 자궁 안의 태아는 거의 움직이지 않는다. 하지만 태아 몸에서는 팽창과 수축, 신장과 단축 현상이 일어난다. 태아의 내부 물질은 활동적이지만 감싸고 지지하는 외벽인 몸은 아직 잠잠하기 때문이다.

이후 태아가 유영하기 시작한다. 밀어내고, 길어지고, 정지하는 움직임은 내부 압력과 에너지를 만들어내며 이는 수영운동법이 된다. 그리고 이후 출생 시에도 같이 작용한다. 자동운동성이 최고조에 이르면 아기가 커다란 회전 패턴을 만들며 엄마의 자궁 밖으로 수영하듯 밀고 나온다. 다리를 뻗고 팔은 조이듯 내려서 밀어내고 머리를 앞으로 향한다. 태아가 배 안에서 불규칙하게 발차기를 하는 것도 출생 시 필요한 수영동작의 한 부분인 팽창과 수축 패턴이 발전된 것이다. 이러한 패턴은 점차 복잡한 움직임으로 발전하는 전초 운동이다.

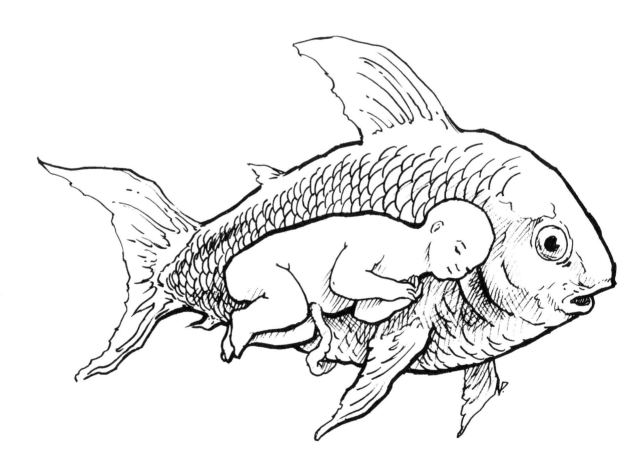

22. 떠있기

그림 23. 배밀이는 수영의 기본 동작이 확장, 발전
된 것이다. 목을 구부린 상태로 척추를 펴고 한 팔
과 한 다리를 움직이는 동작이 추가 된다. 동시에
반대쪽 다리를 끌어서 밀고 당기며 정지하고 버틴
다. 이는 균형을 잡기 위함이다. 바닥을 밀어내고
바닥을 끌어당겨 새로운 바닥을 받아들이면서, 아
이는 편 쪽의 팔다리를 뻗어 밀어내고 다른 한 편으
론 끌어당긴다. 골격근은 신경계의 신호를 받아 같
은 방식으로 작동하기 시작한다. 근육과 뇌가 연결
되기 시작한 것이다.

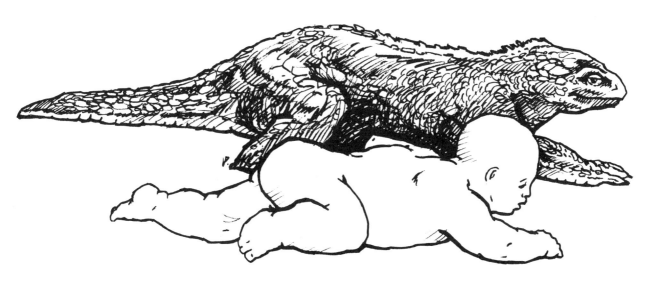

23. 배밀이creeping

그림 24. 기는 동작은 출생. 수유, 배밀이 등 이전에 발생한 조직에 영향을 받는다. 회전 동작에서는 압력이 증가하고 신장이 일어나며 골반이나 머리를 움직여 몸무게를 이용한다. 그런 다음 몸을 길어지게 하며 압력을 생성한다. 기는 동작에서 팔과 다리의 사용법이 숙달된다. 밀어 올리고 균형 잡고 앞으로 나아가기 때문이다. 뇌가 자라면서 유아는 머리를 쓰고 눈, 입, 손, 얼굴, 팔다리, 몸통 등 직립에 필요한 조합을 미리 연습한다.

배밀이가 기본적인 자동운동 작용이라면, 기기에서는 골격근이 의식적으로 사용된다. 이 과정에서 독립성이 증가한다. 그리고 차후에 도움이 필요할 때를 대비하여 말 배우기를 함께 시작한다. 기어가는 동안 머리가 자유로워지는데, 주변을 둘러보며 공간을 분류하여 차츰 앉을 준비를 한다. 이제 직립이 가능한 상태가 되었다. 아이는 다리 힘을 키우며 부모의 도움을 받아 자발적으로 근육을 사용하기 시작한다. 맥동이 변하기 시작하고 자동운동의 흐름은 운동역학적kinetic 움직임으로 발전한다. 기어가기 위해서는 포유류의 기능에 가깝게 네 발로 기고, 넘어지고 안정감과 균형감을 잡기 위해 팔을 사용하는 동작들이 필요하다.

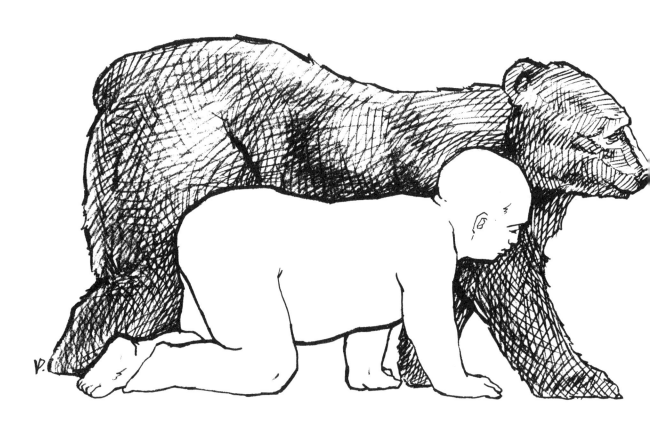

24. 기어가기

그림 25. 인간은 머리를 들고 몸 앞면이 노출된 상태로 주변 세상을 대한다. 이제 움직임은 위, 아래 그리고 앞, 뒤로 일어난다. 이 자세에서 얼굴의 감각기관과 압력 및 온도 감각수용기를 통해 엄청나게 증가한 자극들을 받아들인다. 연약한 부분이 노출된 상태로 인간의 지성이 발달하며, 동시에 새로운 방어 동작이 필요해져 가슴과 복부 근육이 발달한다. 직립 자세를 유지하려면 다리가 강하고 척추가 바로 서야 하며, 팔로 추진력을 만들고 발에서 발로 무게를 이동하는 패턴, 그리고 골반과 어깨가 척추를 중심으로 회전하는 동작들이 개입된다. 다리로 밀어내어 일어서고 팔을 앞으로 끌어당겨 세상으로 향하게 된다. 직립은 수영동작을 수직으로 완성시킨 것과 같다. 아이는 중력을 뚫고, 밀고, 당긴다.

단순한 움직임이 복잡한 걷기로 전환되려면 즉흥성과 통제력이 공존해야 한다. 여기서 내부의 리듬과 작용이 반사적으로 이루어졌던 부분은 서서히 외부적으로 통제되면서 줄어든다. 만약 걸을 때 기계적인 자율적 움직임이 우세하다면 내부 감각이 전혀 없는 로봇처럼 행동할 것이다. 하지만 자율 시스템이 통합되지 않으면 움직임을 통제하기 어려워 충동적인 행동이 일어난다.

유영하듯 일어나는 동작패턴이 자율적 상호작용으로 변해가는 과정에서 아이는 공포, 기쁨, 좌절, 성취감, 쾌활함, 접촉 등을 경험한다. 정신적 또는 심리적 탄생은 운동발달과 함께 일어나는데, 이 과정에서 "나"라는 감각과 의지력이 자라고, 인체는 맥동 연속체에서 자율적 행동체로 스스로를 조직해나간다. 이러한 이행은 장엄한 드라마에 비유할 수 있다.

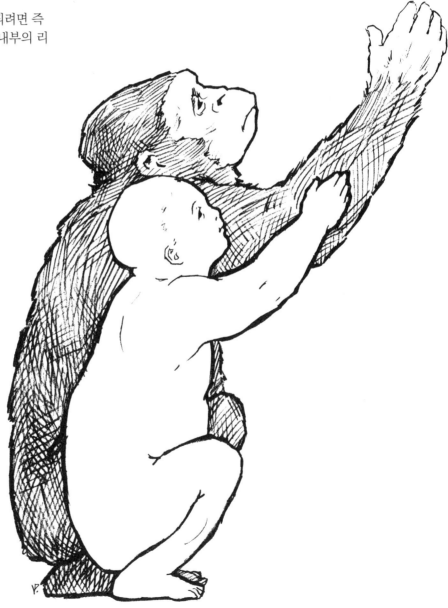

25. 서기standing

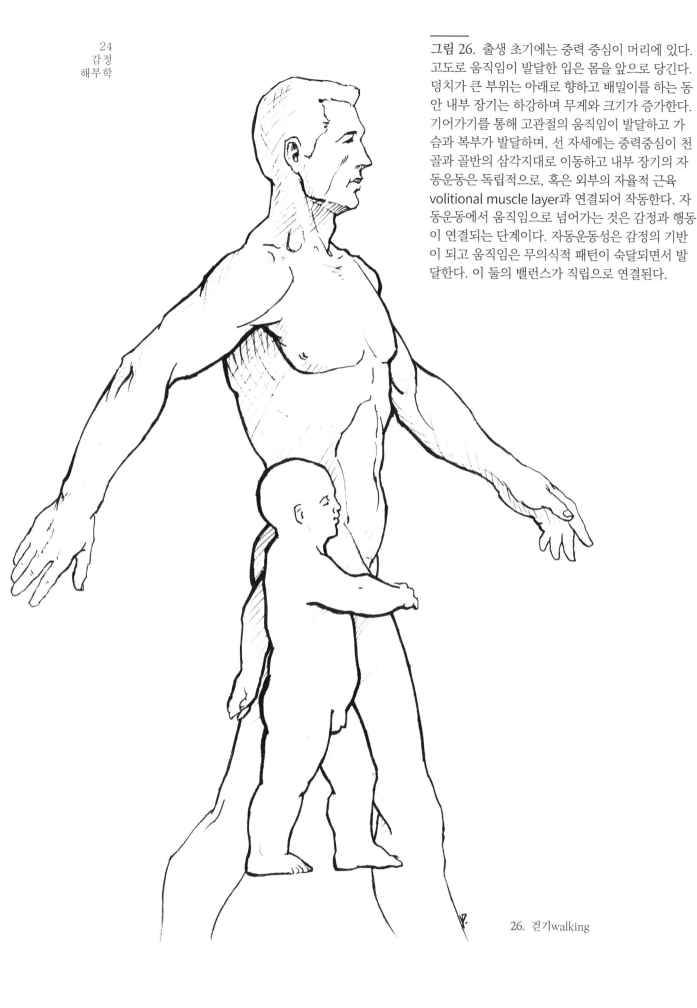

그림 26. 출생 초기에는 중력 중심이 머리에 있다. 고도로 움직임이 발달한 입은 몸을 앞으로 당긴다. 덩치가 큰 부위는 아래로 향하고 배밀이를 하는 동안 내부 장기는 하강하며 무게와 크기가 증가한다. 기어가기를 통해 고관절의 움직임이 발달하고 가슴과 복부가 발달하며, 선 자세에는 중력중심이 천골과 골반의 삼각지대로 이동하고 내부 장기의 자동운동은 독립적으로, 혹은 외부의 자율적 근육 volitional muscle layer과 연결되어 작동한다. 자동운동에서 움직임으로 넘어가는 것은 감정과 행동이 연결되는 단계이다. 자동운동성은 감정의 기반이 되고 움직임은 무의식적 패턴이 숙달되면서 발달한다. 이 둘의 밸런스가 직립으로 연결된다.

26. 걷기walking

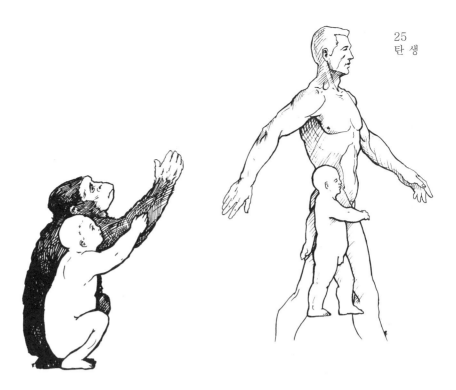

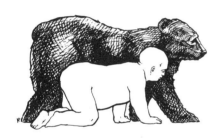

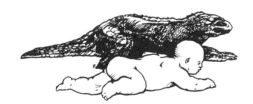

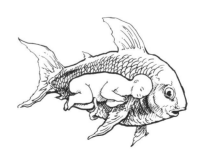

27. 본능에서 의지로 : 의식 층의 발달

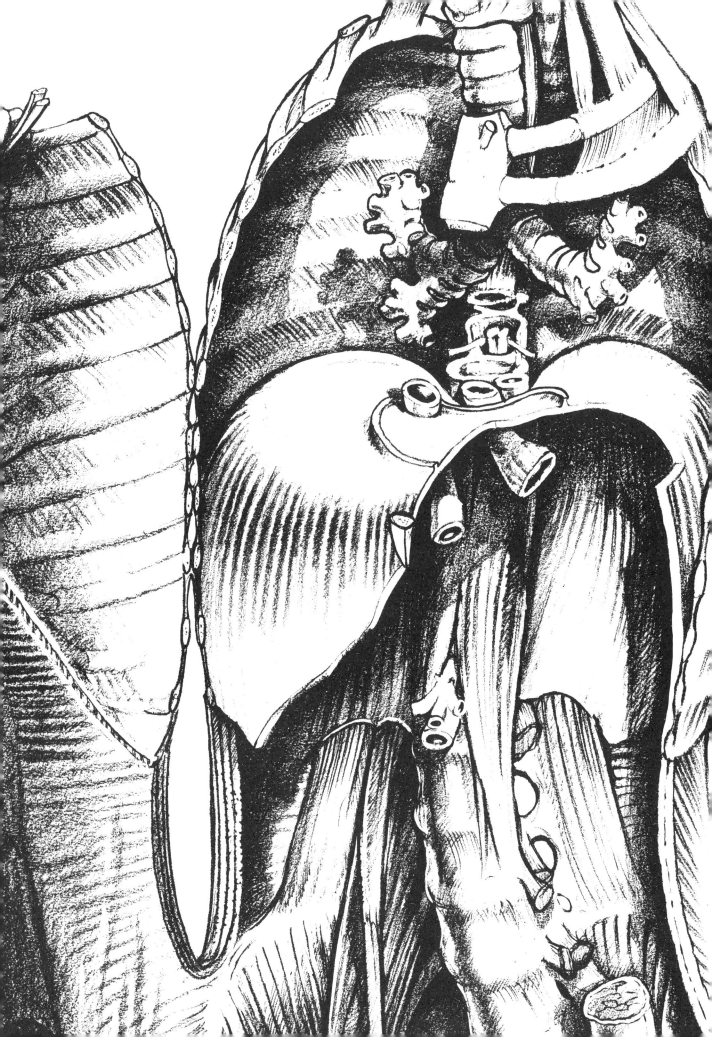

제 2 장

신체 설계

the body plan

성장은 보편적인 조직 형성 원리에 따라 이루어지며, 우연히 일어나지 않는다. 신체는 개별적, 유전적, 사회적으로 영향을 받아 형태가 만들어지도록 설계되었는데, 여기에 조직 원리가 관여한다. 신체 설계는 세포 발달 단계에서 드러난다. 원 모양의 세포가 스스로 수직, 수평 방향으로 조직하여 관 형태로 바뀌면서 동그랗던 모양은 층이 생기고 공간이 나뉘어 연결된 모양으로 진화한다. 나뉘어진 공간은 주머니 형태로 부풀어 이후에 구강, 흉강, 복강, 골반강이 된다. 이 여러 겹의 주머니 형태의 관은 길게 늘어났다 줄어들었다 하면서 맥박이 생기고 스스로 공간의 내부를 채워간다.

이렇게 구획이 나뉘어지고 층이 생기며 그 안에 장부가 자라는 과정은 신체 설계의 핵심이다. 관상 조직들은 생명 물질을 실어 나르고 생물의 운동성을 유지하기 위해 내부적으로 연결되며, 팽창, 수축을 통해 막을 움직이게 하여 외막, 내막, 중간 막의 세 개의 벽이 생겨난다. 몸을 단순한 형태로 바라보면, 특정 활동성을 위한 공간들과 맥박을 유지시키는 조직으로 나눌 수 있다.

신체 외부는 바깥환경과 접촉한다. 이 바깥 층 또는 관은 정보수집과 방어 활동과 관계가 있고, 내부 세계와 외부 세계를 구분짓는 역할을 한다. 또한 구획하고 분리하고 나누고 소통하는 기능의 중추신경계, 신경층과 깊숙이 연결되어 있다. 이 바깥층을 외배엽ectomorphic layer이라 한다. 중간층 또는 중배엽은 근육을 지지하는 구조물인 근육, 뼈, 연골, 힘줄 등을 포함하고 있다. 중배엽은 외부와 내부 관들을 지지한다. 가장 깊은 층인 내배엽은 신체 내부의 벽과 공간(강), 소화흡수계, 호흡계를 포함한다. 이 세 종류의 배엽은 신체의 기능적 층이다. 이 세 개의 층은 마치 봉투처럼 신경, 근육, 장기를 담고 서로 체액으로 붙어있다. 여기에 추가적으로 호르몬 층 또는 망이 체액을 실어 나르기 때문에 인간은 흥분을 느끼거나 출산을 하고 정보, 감정, 물질들을 교환할 수 있다. 이 가장 깊은 층엔 육안으로 볼 수 없는 호르몬이 흘러 신체에서 특정한 움직임이 일어나게 하거나 이를 유지할 수 있게 해준다. 따라서 신체는 눈에 보이는 세 개의 층과 한 개의 보이지 않는 층을 더해 모두 네 개의 층으로 설계되어 있다.

이러한 관과 층은 맥박의 크기도 다양하고 유연성도 제각각이다. 또한 이들은 서로 연결되어 있어 특정한 경험을 창출한다. 신경층은 접촉 언어, 느낌, 소리, 외부 감각, 온도를 느끼게 한다. 이 층은 빛과 표면 접촉, 심상, 그리고 움직임 등으로 반응한다. 근육층은 스트레칭, 압박, 압축, 그리고 리듬 등으로 반응한다. 장기층은 유동성과 운동성, 확장과 수축의 파동으로 반응이 일어난다. 호르몬층은 다양한 흥분성 물질과 각성, 타오르거나 잦아드는 열기로 반응한다.

관과 주머니, 층, 구획, 벽, 공간으로 구성된 인체 구조는 펌프처럼 기능하는데, 펌프는 근육과 뼈의 펌프, 내부 장기 펌프, 신경-호르몬 펌프로 나뉜다. 펌프 작용은 신체 공간의 구조적 통합을 유지하는 데 필요한 압력을 생성한다. 이 압력은 내부 상태를 반영할 뿐 아니라 우리가 스스로를 식별할 수 있는 느낌을 만들어 낸다.

소마 인지 과정은 긍정적 느낌의 패턴과 스트레스 패턴, 감정의 패턴들이 어떻게 특정 형태의 맥박으로 조직되는가에 관한 것이다. 생명이 시작되는 자궁에서는 모체와 배아 사이에 강력한 맥박 패턴이 생겨난다. 이 패턴은 탯줄을 따라 혈액이 흐르게 하고 그 다음 배아가 관 형태로 바뀌어 모체와 배아 사이에 유동체가 교환되며 자라나는 동안 배아의

생명을 유지시킨다. 맥박은 공간을 만들고 유지하는 방법이자 형태를 만들어내는 기본 운동 형태학 kinetic morphology이다.

운동성은 내부로부터 인식되어야 한다. 운동성은 맥박 패턴의 활력성을 말하며 에너지와 자아 정체성을 부여하는 장부 맥박의 힘과 강도를 나타낸다. 진정한 자아 정체성은 근육 움직임의 패턴이나 다른 어떤 감각적인 조건이 형성되어 만들어지는 것이 아니라, 장부 내 평활근의 맥박 흐름이 균형을 이룸으로써 만들어진다. 우리 안에서 일어나는 감정과 감각들은 "이게 바로 나다."라고 말한다. 이러한 자아 정체성은 내부 감각 패턴에 의해 형성되는데, 신경계의 작동으로 느껴지는 배고픔이나 근골격계에 일어나는 보상작용과 같은 처리 과정에서 일어나는 감각들의 기하학이 정체성이라고 할 수 있다.

인간은 자신의 모습을 안팎으로 인지한다. 두개골, 흉부, 복부, 골반의 내부 공간과 액체가 모이고 흐르는 자궁, 방광, 신장, 그리고 생명이 기능하는 데 가장 지대한 역할을 담당하는 뇌도 스스로를 잘 알고 있다. 자손이 자라고 물이 정화되고 음식이 전환되고 혈액이 흥분을 일으키는 모든 운동성의 감각들이 사고의 패턴이 된다. 이러한 공간들이 기능적 통합성을 잃으면 소화 능력, 감각 그리고 생각이 변한다. 예를 들어, 종양이 생겨나면 주변 조직들을 압박하고 제자리에서 밀려나 정상 기능을 잃게 된다. 내부 공간이 좁아져 붕괴되거나 압력이 높아진 조직은 원래의 감각과 맥박의 질이 바뀌게 된다. 결과적으로 자아 정체성도 바뀌게 된다. 그로 인해 피로감을 느끼고 체형을 유지하는 기능이 떨어져, 세상과 소통하던 원래의 신체 형태를 유지시키지 못하게 된다.

신체 내부에서 일어나는 신진대사에 의해 유기체의 사고방식이 결정된다. 이러한 사고방식은 유전적으로 결정되는 종류의 것으로, 언어를 습득한 이후에 형성되는 사고방식에 앞선다. 이는 유전으로 타고난다. 한 세포는 특정 방식으로 뇌가 된다. 세포에서는 맥박이 일어나고 팽창하는데, 이러한 세포는 증식한다. 그러다 외부 압력을 느끼면 저항

하는 본성이 나타나며 내부를 생성해간다. 일정한 압력은 세포의 팽창과 수축의 범위를 제한하는데, 이는 외부 세계를 인지하여 내부를 생성해가는 방법의 일종이다. 이런 방식으로 세포는 자신의 모양과 세상 속에서 스스로의 존재를 인지한다. 세포에 가해지는 압력은 클 수도 있고, 작을 수도 있다. 세포는 감각과 반응을 생성하여 세상 밖에 자신을 표현한다. 만일 내부 압력과 외부 압력 사이에 충돌이 발생하면, 세포는 팽창해야 하는가? 아니면 수축해야 하는가? 세포는 움직임을 억제함으로써 정지하거나 세포끼리 접합하기도 한다. 이런 과정을 통해 만들어진 장기의 내부층은 기억의 한 형태로, 정지, 대기, 팽창 현상을 일으킨다. 유기체가 사고를 하게 된 것이다.

그림 28. 관과 강의 조직과 발달 – 강의 조직은 배아 단계에서 시작된다. 이전엔 존재하지 않았던 공간을 만들어내는데, 외부, 중부, 내부의 관을 만들며 발달한다. 강은 통로가 나 있는 주머니 형태로 발달한다. 관과 층, 주머니 형태로 고안된 인체 설계도가 드러나기 시작한다.

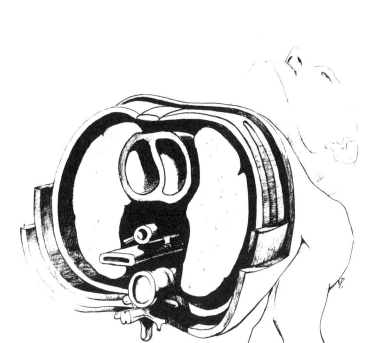

층이 나뉜 인체 튜브
The layered human tube

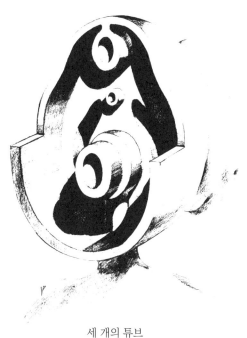

세 개의 튜브
Three tubes

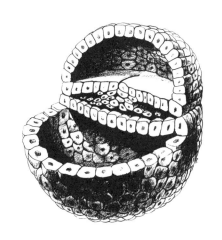

세 개의 층으로 구획된 공간
Three layered pouch

28. 관과 강의 조직과 발달

그림 29. 인체 횡단면으로 보이는 내부의 관과 층들.

공간과 탄성 막이 응축된 구조이다. 배아 단계에서 세 개의 층으로 발달하면서 체외벽, 대동맥, 심장, 폐, 척추, 근육층을 지닌 복잡한 인체의 형태로 변모한다. 그 과정엔 팽창과 수축의 도움이 필수적이다. 관 안팎에 가해지는 압박을 상상해 보자. 밖으로 향하는 압력이 크면 경계면이 부풀어 올라 형태를 잃게 되며, 내부로 가해지는 압력이 크면 응축될 것이며, 압력이 너무 작으면 무너진다.

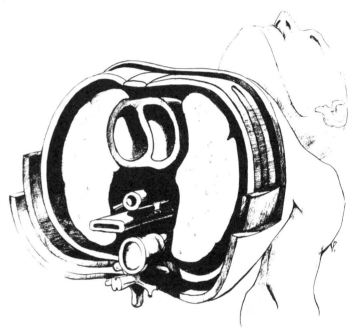

29. 층이 나뉜 인체 튜브The layered human tube

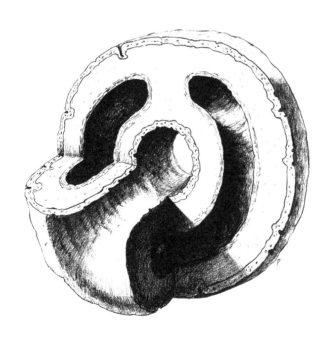

그림 30. 긴 통로 형태의 관이다. 중심엔 영양공급
과 호흡을 위한 공간이 있으며 지지 기능을 담당하
는 중간 층, 소통과 정보를 담당하는 외부 층으로
나뉘어 있다.

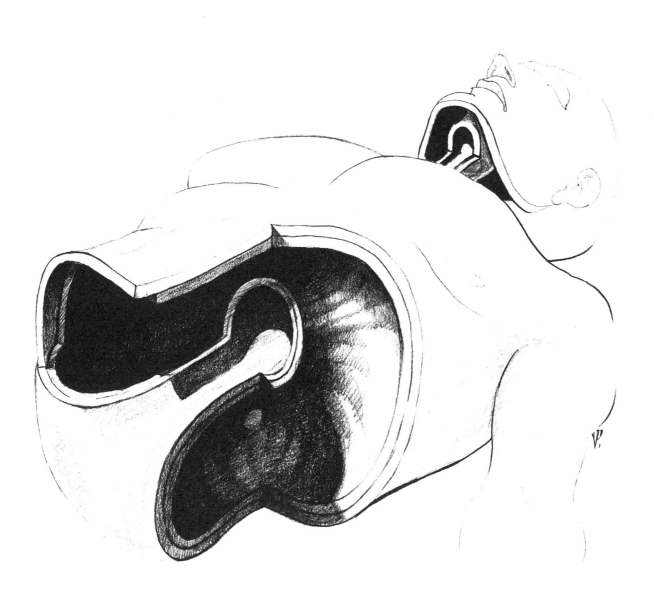

30. 인체 평면: 맥동을 유지하는 구조와 공간

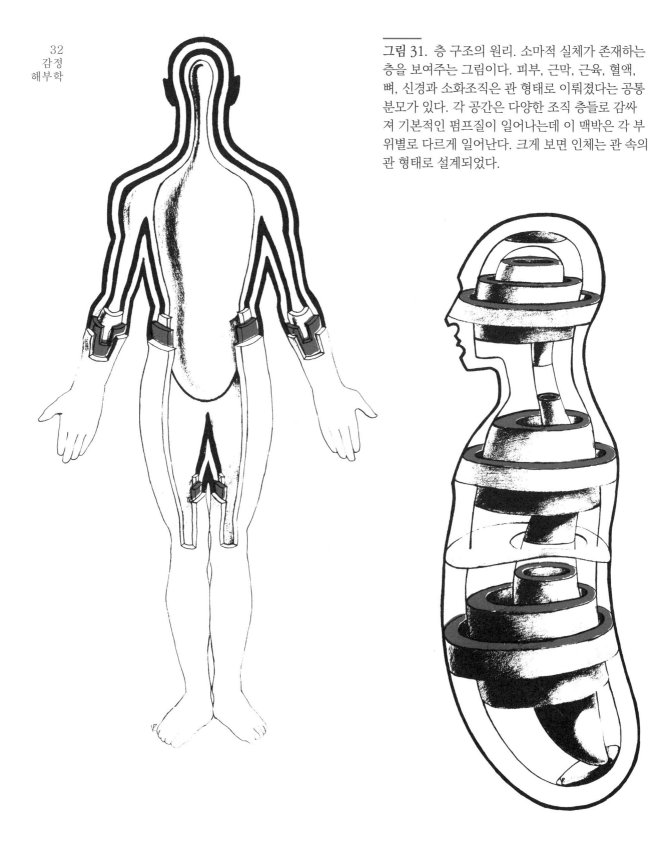

그림 31. 층 구조의 원리. 소마적 실체가 존재하는 층을 보여주는 그림이다. 피부, 근막, 근육, 혈액, 뼈, 신경과 소화조직은 관 형태로 이뤄졌다는 공통분모가 있다. 각 공간은 다양한 조직 층들로 감싸져 기본적인 펌프질이 일어나는데 이 맥박은 각 부위별로 다르게 일어난다. 크게 보면 인체는 관 속의 관 형태로 설계되었다.

31. 튜브: 층과 펌프 기능

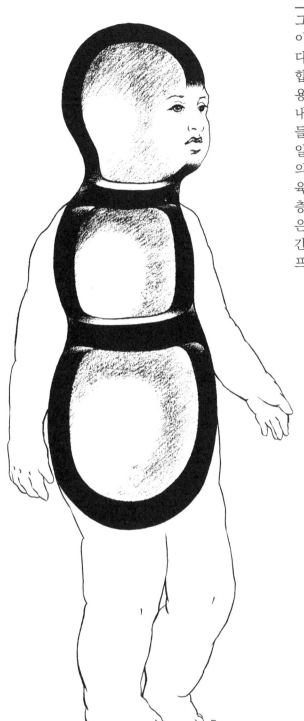

그림 32. 주머니 형태로 구획된 공간은 특정 기능이 있다. 장기는 기능에 따라 특정한 곳에 위치한다. 심장은 혈액을 펌핑시킬 뿐만 아니라 신체를 종합적으로 기능하게 한다. 뇌는 척추와 신경계를 이용해 전신으로 뻗어있다. 소화계는 위장뿐 아니라 내부 장기 전체에 관여한다. 이 각각의 모든 주머니들은 팽창, 수축하며 펌프 작용을 일으킨다. 펌프로 일어나는 맥박의 양상은 주머니마다 다르다. 즉 뇌의 맥박은 심장의 맥박과 다르고 장부의 맥박은 근육의 맥박과 다르다. 따라서 인체는 대략 주머니, 층, 관으로 설계된 구조다. 주머니 위쪽에 있는 입은 투입구가 되고 아래쪽 끝에 배출구가 있으며 중간 부위에서는 처리 작용이 발생한다. 이 모두가 펌프 작용에 의해 영향을 받는다.

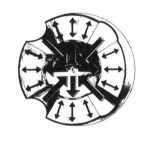

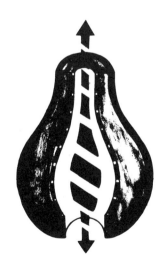

32. 수직 펌핑: 구획 분할과 병목 부위

그림 33. 인체에 설계된 모든 구성요소들은 상호 작용하며 아코디언처럼 기능한다. 주머니들 즉, 목, 흉곽, 두개골과 골반 기저는 여러 개의 횡격막으로 연결되어 머리에서 발끝까지 그리고 측면에서 측면으로 압력을 조절하는 데 도움을 준다. 이들은 아코디언처럼 움직여 신체 분절과 경도 선의 맥박을 유지시킨다.

그림 34. 맥박 - 수직 방향으로 지지시키는 주된 힘. 인간은 아코디언처럼 수직으로 신축하는 힘이 있어 직립이 가능하다.

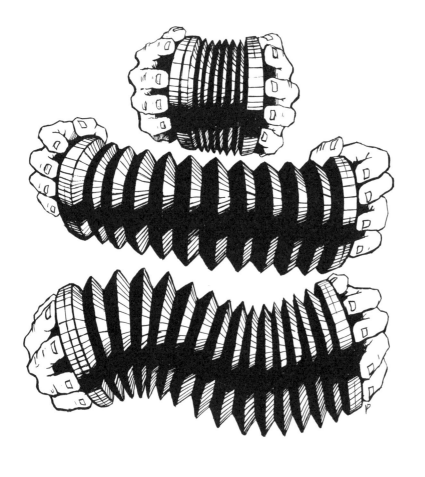

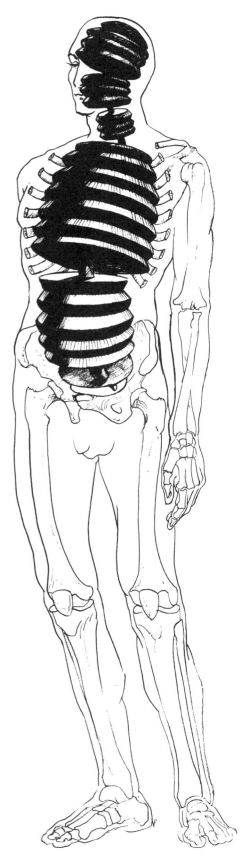

33. 아코디언

34. 아코디언 맨

근육 muscles

서로 연결되어 움직이는 근육은 피부 아래에서 쉽게 관찰할 수 있다. 근육은 상황에 바로 반응한다. 행동 준비를 할 때 근육이 타이트해지거나 경직되는 걸 느낄 수 있고, 공포나 즐거움의 감정을 느낄 때는 심장 근육이 다른 패턴으로 뛰는 것도 경험한다. 근육은 현실에 즉각적으로 반응하는데, 외부적으로는 골격의 행동 패턴을 통해, 내부적으로는 심박수의 증가나 감소 및 소화계의 활동성을 통해 반응한다.

유기체의 활성도는 반응 능력을 통해 알 수 있다. 보통 근육 세포는 흥분 시 수축하는 특성이 있다. 이는 효과적인 추진력을 제공하기 위해서다. 근육 세포는 수축과 신장에 특화되어 있는데, 근육 세포군은 다발로 무리 지어 길게 신장 된다. 근육은 길이가 늘어나거나 밀도가 높아짐으로써 당기거나 밀어내고, 압력을 버티며, 리드미컬한 연결 동작이나 길고, 느리고, 웨이브와 같은 움직임을 만들어 낸다.

근육은 뇌와 척수의 모든 층에서 연결되어 있기 때문에 개념적으로 뇌와 근육은 하나의 장기로 볼 수 있다. 이런 관점에서 근육은 두꺼운 신경으로 볼 수도 있다. 근육과 뇌의 연결고리는 인간의 사회적, 개인적 발달과정에 있어서 매우 중요하다. 뇌는 인체에서 최고 집행 기관이다. 사회적으로 개인적으로 생존에 필요한 유기체적 욕구를 지속적으로 제공하는 부분이기도 하다. 이번 장에서는 해부학적 관점에 더불어 뇌의 청사진인 근육을 심리학적으로 분석해 설명하고자 한다. 근육은 움직임을 담당한다. 뇌의 후두골 안에 있는 소뇌는 행동 양상을 인식하며 움직임을 정제시킨다. 소뇌는 중뇌와 대뇌 신피질과 연합해 판단 내린 감정에 따라 어떤 행동을 할 지, 친절하게 반응할지 말지를 결정한다.

근육이란 무엇인가? 유기체로서 생명이 전반적으로 드러나는 첫 번째 부위이다. 자세를 유지하고 행동을 실행하며 자신의 존재와 영역에 관한 정보를 제공하는 조직이 근육이다. 근육이 있기 때문에 사회적 역할과 몸짓을 수행할 수 있다. 간단히 말해, 근육은 전체 구조와 내부 물질이 잘 움직이게 하는, 그 전반적인 기능을 대표하기 때문에 매우 중요하다.

근육은 세 가지 타입으로 나뉜다. 두 가지는 구조와 연관되어 있고 하나는 그렇지 않다. 두 가지는 가로 무늬가 있는 골격근(횡문근)과 심장근이고 하나는 무늬가 없는 내장근이다. 골격근 또는 수의근은 의지에 따라 움직이나 잘 못 움직이는 경우도 있다. 이 근육은 골격을 덮고 있으며 마치 의복처럼 내부와 외부를 두 층으로 감싸며 골격에 달려있다. 근육은 층을 이루고 있는데, 자세를 조절하는 작은 근섬유들도 있고, 내부의 축인 심부 흉근과 외부 축인 척추와 사지, 그 연결 부위를 포함하는 항중력근이 있다. 이러한 근육군은 대부분 수의적 조절이 가능하다. 동시에 이 근육들은 프로그램된 반응에 깊게 연결되어 있다. 예를 들어 공포를 느끼면 수축, 굴곡하는 반응을 보인다. 가로 무늬근은 빠른 행동에 특화되어 있지만, 속도를 빨라지게 하거나 느려지게 하기도 한다.

가로무늬골격근은 백색의 속근fast fiber과 헤모글로빈을 다량 포함한 적색의 지근slow fiber으로 나뉜다. 속근은 즉각적으로 반응할 때, 또는 주위를 자각하여 놀랄 때 빠른 동작을 만들어 낸다. 지근은 안정감이나 신뢰성을 나타내는 신체적, 사회적 자세를 만들 때 쓰인다. 속근도 지근도 연속체의 일부일 뿐이다. 그 중간에 해당하는 근섬유들도 있다. 속근과 지근은 자주 충돌한다. 근육층 사이에서 일어나는 수축 전쟁에는 성격의 내적 갈등이 깔려있다. 심층에서는 기본적으로 변화에 저항하지만, 항상성 기전을 나타내기도 한다. 심층의 지근은 인간의 안정적 자아를 품고 있다. 이 부위에 변화를 가져오기 위해서는 재교육이 필요하다. 감정의 재학습은 속근군의 근육 이완만으로 이루어지지 않는다는 점을 기억하라.

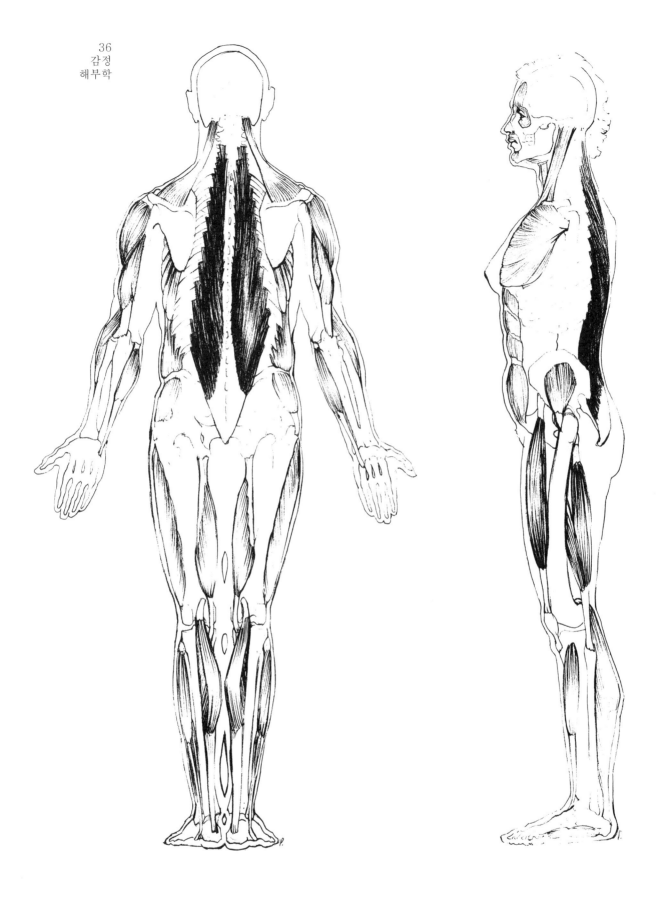

35. 골격근 펌프: 뒤면   36. 골격근 펌프: 옆면

그림 35, 36. 심층근육과 표층근육. 심근은 신체 내부를 지배하는 대표적 근육이다. 이는 심장과 주요 혈관들이 흉부와 머리의 심층에 자리하기 때문이다. 그러나 그 가지들은 표층으로 뻗어나간다. 심근에는 교차 지점이 연결되어 나타나는 가로 무늬가 있다. 이 교차 지점은 심장세포들을 연결하여 전류의 방해를 받지 않는다. 심근은 마치 친근한 소셜 네크워크와 같다. 흥분성 기류를 퍼뜨리고 활성 시킬 곳을 찾아 자기 조절 리듬을 유지하려 하기 때문이다. 심장은 자율신경의 지배를 받는데, 자율신경은 특히 감정과 같이 다양한 상황에 반응할 수 있게 수축 속도와 진폭의 크기를 조절한다. 그림 37에서 볼 수 있듯이 심장은 실제로 커다란 펌프이다. 심장은 중앙에 커다란 세 개의 심혈관이 있으며, 팽창했다 수축하고 담았다 내뿜는 거대한 펌프와 같다.

평활근은 자율신경의 지배를 받긴 하나 정교한 맥동이 일어나는 조직은 아니다. 평활근은 심장의 혈액을 내뿜거나 골격근을 단축시키는 등 시간이 걸리고 느리고 지속적인 흐름을 만들어내는 일을 주로 한다. 이 길고 느린 흐름은 장부 조직, 혈관, 내분비선, 대소장, 비뇨기관에서 발견된다. 지속적인 수축 흐름은 관을 따라 물질을 내보내거나 이동시키는 곳에 필요하다. 대표적인 예가 식도와 자궁이다.

골격근을 보면 이 조직이 얼마나 효과적으로 탄성체처럼 연결되어 있는지 확인할 수 있다. 골격근 끄트머리엔 콜라겐과 두툼한 막, 힘줄, 그리고 뼈가 연결되어 있는데, 각각의 골격근 구성 조직은 기능에 맞게 탄성도가 결정되며, 압력을 주고 받는 비율이 달라진다. 이로 인해 탄성도가 높은 곳에서부터 탄성도가 낮은 곳의 조직이 서로 연결되어 수축력을 조절할 수 있게 된다. 힘은 운동성이 높은 곳에서 낮은 곳으로 이동한다. 평활근과 심근에서 힘은 근육 스스로 밀어내거나 또는 피나 음식과 같이 내부에 섞여 있는 것들을 밀어내며 이동한다. 따라서 내용물이 있으면 압박은 줄어든다.

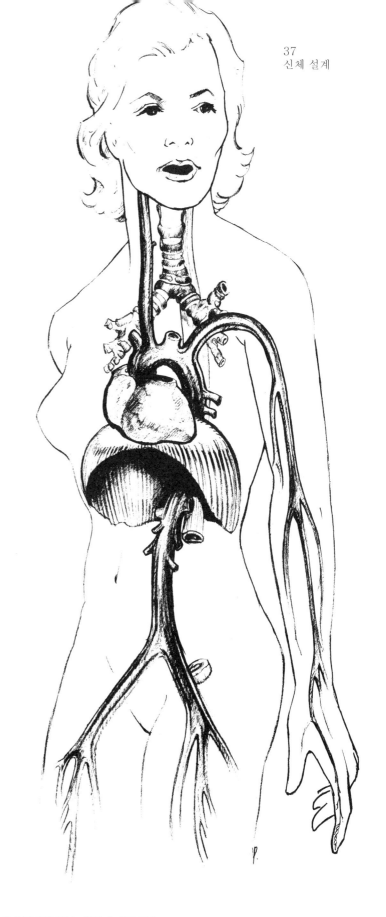

37. 불수의근의 튜브: 심근과 기도 근육

근육의 성질과 기능은 펌프작용 관점에서 분류된다. 이 책의 전반에 걸쳐 이러한 작용을 아코디언 원리로 설명한다. 근육의 열림과 닫힘은 팽창과 수축이 많은 곳에서부터 적은 곳까지 끊임없이 연결되어 일어난다. 팽창과 수축이 일어날 때 근섬유 다발이 얼마나 많이 개입되는지에 따라 힘이 달라진다. 이 팽창-수축은 다양한 형태의 펌프작용을 이끈다. 그림 38에서는 근육의 펌프작용을 묘사하고 있다. 근육은 신장과 수축하는 추력 작용을 통해 압력을 생성한다. 짧아지려면 길어지는 곳이 있어야 한다. 즉 한쪽 근육이 짧아지기 위해서는 반대편 근육이 길어져야 한다. 상완이두근이 한 지점까지 늘어나 신장되면, 반대쪽의 상완삼두근은 짧아진다. 이러한 길항 작용은 마치 도르래처럼 한쪽이 짧아지면 반대쪽이 길어지는 방식과 닮았다. 이렇게 길항하는 근육 움직임을 통해 압력이 생성되고 유지되며 분산된다. 그래서 인간은 몸을 뻗고, 무언가를 잡아당기거나, 자세를 유지할 수 있다.

세 가지의 근육 타입은 세 가지의 다른 펌프 작용을 한다. 끊기지 않고 리드미컬한 맥박을 유지하는 심장의 펌프 작용은 속도와 진폭의 변화만 일으키지는 않는다. 평활근은 수축성을 띠며, 길고 지속적이며 느릿한 속도로 움직인다. 근육의 밀도와 지속 기간엔 차이가 있다. 골격근은 두 가지의 흐름이 있는데, 하나는 상완이두근에서 보았던 제한적 작용과 같이 운동과 속도를 담당하는 움직임근이고 또 하나는 척추의 수축 작용처럼 길게 뻗어있고 안정감을 유지하는 항중력근이다.

이렇듯 각기 다른 형태로 빠르고 날렵하게, 또는 지속적이고 리드미컬하며 부드럽고 일정하게 일어나는 펌프작용은 연속적인 맥박패턴을 만들어 낸다. 이 패턴이 우리가 인식하는 정체성이 된다. 인간은 감각의 흐름으로 자신을 인식하는데, 지속적이고 리드미컬한 심장의 쿵쾅거림, 혈액이 내장과 폐로 유입되고 유출되는 느낌, 그리고 체벽이 확장하고 수축하는 전반적인 느낌을 통해 스스로를 인식한다.

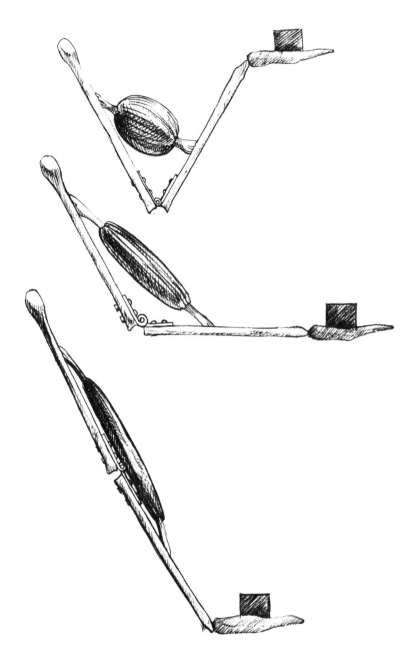

38. 근육 펌프

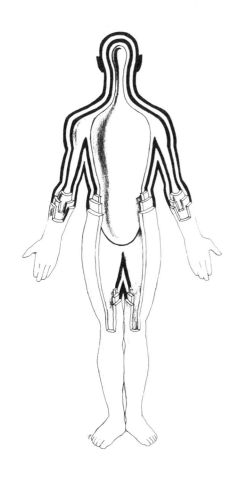

그림 39. 근육 층과 펌프작용은 인간이 관 형태의 구조임을 입증한다. 바깥 층 근육은 심부 근육층을 보상한다. 그림 39에서는 층에 테두리를 그려 관 형태의 구조를 설명하고 있다. 펌프작용이 효과적으로 활성화 되기 위해서는 신체 공간은 머리, 가슴, 복부로 나뉘어지고 목, 허리 등의 횡격막을 보상해야 한다. 유기체의 흐름이 좋아지려면 압력이 수직 방향과 가로 둘레 방향으로 고르게 가해져야 한다. 좁아지고 넓어지고 필요한 만큼 압력이 유지되면서 신장과 압박, 리듬이 생겨나야 한다.

근육은 자신뿐 아니라 그 외의 것도 수용하고 조절하는 감각이 있다. 공포를 느껴 근육의 펌프작용이 경직되면 저항감이 둔해지고, 과장된 자존감으로 부풀어 오르며, 자제심이 부족해지면 무너지게 된다. 그렇게 되면 자존감은 떨어지고 자제심도 타격을 받는다.

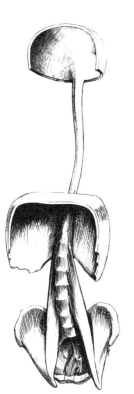

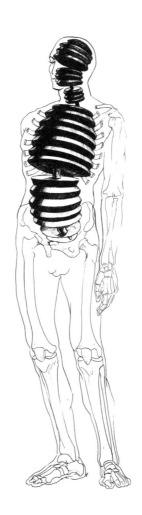

39. 일반적인 펌핑과 특수한 펌핑

뼈 bones

뼈는 형태를 유지하며 지지대 역할을 한다. 뼈는 살아있는 관으로써, 내부에는 골세포들이 조밀하게 응축되어 있으며 벌집모양의 조직 층이 존재한다. 신체는 이러한 구조로 이뤄져 엄청난 압력과 압박, 장력을 이겨낼 수 있다. 뼈 표면엔 신경들이 다량 분포되어 있어 통증을 느낄 수 있다. 또한 무게를 이동시키고 내부 힘을 느낄 수도 있게 한다. 모든 근육은 뼈에 달라 붙어 뼈를 움직인다. 골격은 형태를 만들어 관들을 지지하지만 움직일 수도 있기 때문에 인간은 틀에 갇힌 로봇과는 다르다. 고유수용감각 신경을 통해 신체 이미지를 형성하기 위해서는 뼈와 관절이 움직여야 한다. 뼈는 부위별로 가해지는 무게를 분산시켜 압력을 견디게 해준다.

뼈는 또 다른 역할도 한다. 뼈는 산소를 공급하는 적혈구, 그리고 면역과 자기 인식을 담당하는 백혈구를 품은 골수를 보호한다. 골미로labyrinth of bones 내부에서 이런 세포들이 생성되고 배양되며 자라난다. 다 자라난 젊은 세포는 늙은 세포를 대체하며, 이 과정에서 마치 침입자를 몰아내듯 숫자가 증가된다.

엄마가 어린 아이를 보호하듯, 단단하지 못한 어린 뼈는 계속 지원을 받지만, 그렇지 못하게 될 경우 근육을 수축시킴으로써 뼈를 지지하게 된다. 이마저 안되면 붕괴되는 느낌을 받고 내부의 안정감이 부족해진다.

근육의 탄성도가 심하게 부족하면 지지 기능이 손상되고, 근육이 심하게 수축되면 뼈가 뒤틀리게 된다.

뼈는 살아있는 펌프이기도 하다. 뼈는 조밀하고 압축된 관 조직 망이며 형태와 감정을 만든다. **그림 40**은 뼈의 기능을 보여준다.

뼈는 서로 직접적으로 닿아 있지 않지만 관절로 연결되어 있다. 그림 41을 보면 관절 표면에 액체가 쌓여있고 내부는 반액체와 접해있다. 팽창하고 수축하면서 이 부위의 공간이 변한다. 이런 펌프작용은 척추와 다른 액상 조직의 순환을 돕고, 다양한 강도의 압박과 움직임의 속도를 갖고 있는 조직들과 계속 연결되는 형태를 만든다. 또한 무게를 견디고, 특정한 속도와 움직임을 조절하고, 압박과 내부 조화의 감각을 일으키는 것도 뼈이다.

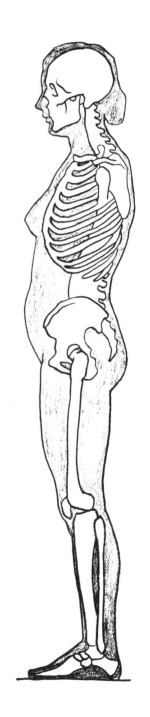

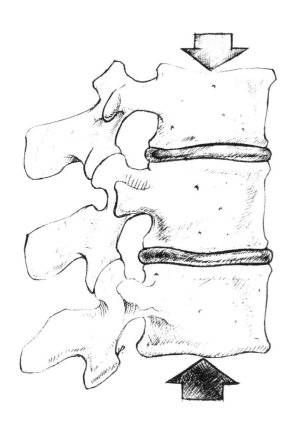
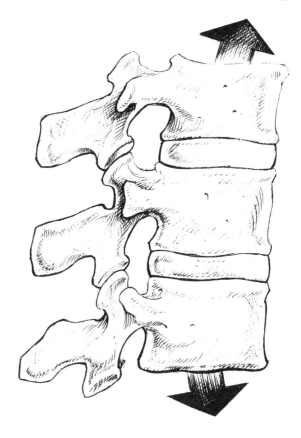

그림 42는 과하게 딱딱하거나 약한 뼈를 그린 것
이다. 뼈는 압력과 무게를 수용하는 능력을 증가시
킬 수 있기 때문에 지지력을 근육과 장기로 이동시
켰다가 다시 뼈나 연골, 힘줄 등으로 이동시킨다.
이는 내부 구조의 밀도감과 안정감을 증가시킨다.

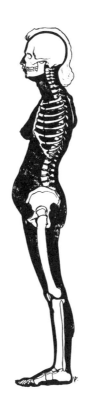
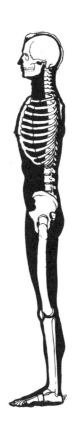

42. 뼈: 붕괴와 경직

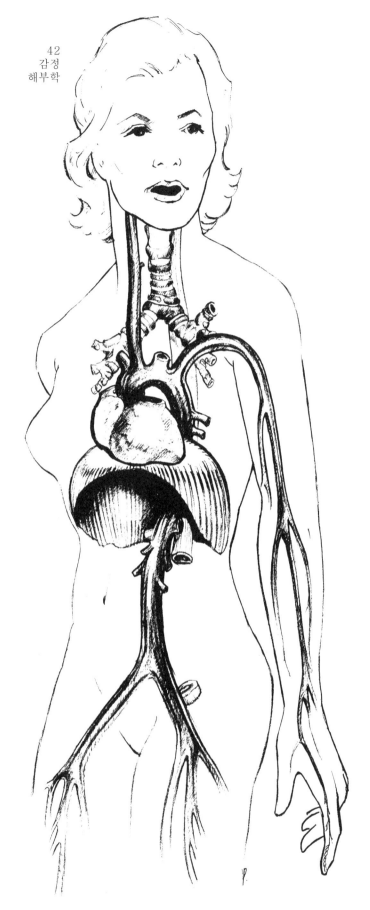

관절에 부상이나 관절염 같은 질병이 생길 경우 공간이 변형되거나 없어진다. 이런 현상은 분노를 오래 참거나 공포에 얼어 붙은 경우에도 발생한다. 몸이 경직되면 장기가 압축되고 펌프작용이 일어날 공간이 사라진다. 또 늘어나고 뻗는 감각을 잃고 수축도 사라진다. 이런 감각이 사라지면 신체 이미지 뿐만 아니라 자신감을 갖고 움직이는 능력도 타격을 받는다. 경직되거나 쇠약해진 구조는 내부 운동성과 안정성에도 문제를 일으킨다. 뼈가 기본 역할을 상실하면 내부는 붕괴감이 들게 되는데, 이는 부모가 양육 초기에 자녀를 돌보지 않거나 지나치게 자제심을 키우면 자녀는 스스로를 지탱하기 위해 신체 근육이 경직되는 경우와 닮았다. 이렇게 경직된 근육을 가지고 자란 성인의 경우 긴장된 몸을 이완하려 할 때 불안함을 느끼기도 한다. 뼈와 관절이 내부를 지탱해주는 느낌을 받지 못하기 때문이다.

혈관 줄기 the blood tree

혈액은 전류가 흐르는 액체로 심장과 혈관의 추진력을 받아 순환한다. 혈액순환은 심장으로 인해 몸 전체에서 일어난다. 혈액순환과 가스교환은 몸 전체에서 일어나지만 심장은 신체 중심에서 펌프작용만 할 뿐이다.

심장과 그 중심 줄기인 대동맥은 에너지가 가득 찬 혈액을 전신으로 공급한다. 대동맥은 식도, 미주 신경과 함께 횡격막을 통과해 지나간다. 그러기에 심장과 횡격막의 관계는 상당히 밀접하다. 호흡과 심박은 직접적으로 연결된다. 또한 미주 신경은 호흡과 심장 박동이 몸 안의 장기에 일으키는 변화를 감지할 수 있도록 긴밀하게 연결되어 있다.

그림 43. 심장과 나머지 장기들 간의 관계 및 근육의 펌프작용. 골격근이 쇠약해지거나 경직되면 심폐기능에 악영향을 끼치며 심리적으로는 불안감과 결핍감을 불러 일으킨다. 수용하거나 배출시키는 감정이 억제되면 혈관 줄기의 많은 부분이 경직되고 이는 구조적으로나 감정적으로 많은 문제를 초래한다.

43. 혈관 줄기

호흡 breathing

호흡은 인체에 생기를 불어넣는다. 숨은 우리가 세상에 존재하며 움직이는 모습을 눈으로 직접 확인할 수 있게 해주는 요소이다. 호흡은 맥박의 형태를 띤다. 공기가 끊임없이 들어오고 나가는 활동이 호흡의 리듬을 만든다. 인간은 빠르게 움직이거나 분노에 차오를 때, 황급히 도망갈 때 더 빠르게 호흡하며, 깨어있거나 서있을 때는 가슴을 많이 사용하여 호흡한다. 따라서 수면 상태일 때보다 깨어 있을 때 호흡이 더 많이 이루어지며, 자리에 누워있을 때는 동물과 비슷하게 복부로 호흡한다.

들숨과 날숨은 마치 파도처럼 연속적으로 일어난다. 숨은 그 크기가 증가하면 가슴이 부드럽게 솟아오르고, 그 크기가 작아지면 가슴은 내려간다. 들숨이 점점 커지다 정점에 도달하면 부드럽게 정지하고, 이제 날숨이 일어난다. 그런 다음 다시 들숨이 일어난다. 흥분 상태일 땐 호흡의 높이가 증가하지만, 편안한 상태일 땐 복부 안으로 깊게 호흡한다. 사는 동안 격렬하게 호흡해야 하는 순간이 오면 우리는 복부와, 목, 머리까지 더 많은 부분을 사용해 호흡하게 된다.

호흡은 빠르거나 느리고, 깊거나 얕은 리듬으로 맥박한다. 호흡의 중심은 횡격막이다. 이 횡격막 아래로는 복강이 있고 위로는 흉강이 있으며, 흉강 위로는 두개 천장이 있다. 호흡에 사용되는 근육은 공기를 계속 유입시키고 압력을 일정하게 유지하는 역할을 한다. 유아기에는 복부, 흉부, 머리 등 상체 전체를 이용해 호흡하지만 자라면서 골반도 관여하게 된다. 엎드리기, 기기, 서기와 같은 자세에 맞춰 호흡도 조정된다.

무엇보다 중요한 것은 호흡의 기본 맥박이 소마적, 감정적 양상을 띤다는 점이다. 호흡은 1분당 18~22번의 횟수로 일어나 몸 전체 장기가 확장하고 수축하게 만드는 펌프작용을 하며, 머리부터 발끝까지 일정하게 퍼져나간다. 이는 심장의 맥박 패턴과 비교할 수 있는데, 심장은 나선형의 수축 패턴으로 채움과 비움을 반복한다. 호흡과 심박의 비슷한 점은 위 아래로 나뉜 공간을 채우고 비운다는 것이다. 심장맥박이 불규칙하면 혈액순환이 원활하지 못한 것처럼 불완전한 호흡은 질식감과 패배감, 무기력함과 공포감을 불러일으킨다. 호흡과 심장맥박은 하나로 연결되어 있기 때문에 서로 영향을 끼친다. 심장에 결함이 있거나 에너지가 부족하면 호흡은 그 간격을 메우기 위해 더 강해진다. 또 호흡에 피로감을 느끼면 심장은 더 강하게 뛴다.

호흡은 공기를 끌어 담고, 이동시키고, 배출시키는 기능을 한다. 이를 위해서는 신체 내부와 외부 사이에 관이 필요하며 동시에 신체 내부에는 관들이 서로 연결되어야 한다. 이 관상구조는 세포 내 미세관에서부터 시작해 탯줄 호흡기를 지나 마침내 성숙한 호흡기관으로 발달한다. 신체는 팽창과 수축의 맥박이 일어나는 하나의 커다란 관이다. 이 커다란 관이 넓은 운동 범위로 유연하게 움직이지 못하면 행동표현이나 감정표현 두 가지 측면에서 모두 제약을 받게 된다. 게다가 사고력과 상상력에도 영향을 미친다. 근육이 충분한 혈액과 산소를 공급받지 못하면 우리는 움직일 수 없다. 뇌에 산소가 부족하면 혼수상태가 되거나 무감각해지고 부주의해지기 때문이다. 반대로 뇌에 산소가 과하게 유입되면 불안감을 느끼고 조급하게 행동하게 된다. 따라서 관상맥박과 호흡은 해부학적 작용을 너머 심리학적 상태라고까지 할 수 있다.

요약하면 호흡 작용은 파도의 움직임처럼 강력하고 전형적인 패턴을 나타내고, 세포단위의 기본 맥박을 그대로 반영한 것이라 할 수 있다. 살아있는 모든 조직에서 이 기본 맥박이 발견된다

호흡 해부학 the anatomy of respiration

호흡은 펌프작용으로 가스와 수증기같은 액체를 이동시킨다. 펌프작용으로서의 호흡은 관 모양 구조에 영향을 받는다. 호흡은 배아 초기부터 내배엽 관에서 일어나는데, 내배엽은 음식물을 산화시켜 에너지를 발생함으로써 성장의 연료를 공급하는 기능을 하는 곳이다. 소화기관과 호흡기관은 한 곳에서 발생되어 분화되었으며, 해부학적 구조로는 머리, 입, 목, 복부로 연결되어 있다. 입과 코는 두개 천장에서 연결된다. 하나의 관이 나뉘어 기도와 식도가 되고 그 관은 폐와 위로 직행하는 통로가 된다.

소화호흡기계인 폐와 내장은 입, 혀, 식도, 기도, 폐포, 횡격막이 수축하는 힘을 빌려 유입과 배출이 일어나면서 펌프작용을 한다. 공기 통로도 머리, 가슴, 복부를 지난다. 이 부위의 근육이 경직되거나 쇠약해지면, 강직감이나 치밀감, 부종감, 붕괴감 등이 즉각적으로 호흡과 섭식에 장애를 준다. 그렇게 되면 입과 목, 가슴 아니면 복부에서는 압착을 일으킨다.

그림 44. 호흡은 빨아들이고, 채우고, 공간을 늘리고 흡수와 교환이 일어나도록 잠시 멈춘 다음 밖으로 밀려나가는 방식으로 이뤄진다. 이 과정에서 흉부의 압박이 증가하거나 감소한다. 들숨을 능동적으로 공기를 빨아들이는 행위로 보는 반면, 날숨을 보통 수동적인 일이라 생각할 수 있지만 그렇지 않다. 숨을 내쉬기 위해서는 복부와 흉곽 쪽의 근육이 사용 되어야 하며, 횡격막이 상승하면서 흉강이 좁아지고 폐가 압축되어 공기가 빠져 나간다. 그림 44는 흉부 근육 및 두개 천장과 골반 축이 호흡에 따라 어떻게 움직이는지 보여준다. 호흡을 할 때는 전신의 외벽이 개입된다. 호흡이란 들숨과 날숨의 반복이다. 호흡은 산소와 이산화탄소가 신체 외부에서 교환되는 외호흡과 내부 조직을 통해 교환되는 내호흡으로 나뉜다. 호흡 리듬에는 다음과 같은 네 지점이 있음을 알 수 있다.

> 들숨
> 정점 도달 - 정지
> 날숨
> 저점 도달 - 정지

호흡 시 원을 그리듯 정점과 저점을 통과하지만 정지 시간이 길어진 특정 호흡은 보다 날카로운 직선의 느낌으로 끝점에 도달한다. 흐느끼거나 헐떡거리는 경우가 그렇다. 1분에 18~22회 부드러운 형태가 호흡의 기본 패턴이다. 들숨, 교환, 날숨, 교환, 산소 필요, 들숨. 이와 같은 패턴이 내부에서도 일어난다. 심층의 세포막에서도 생명 유지에 필요한 연료를 공급하기 위해 산소가 유입되고 이산화탄소가 배출된다. 인간은 이렇게 폐포로도, 세포 조직으로도 호흡을 한다.

심장과 폐는 혈액에 산소를 담아 몸 전체로 퍼뜨린다. 미주신경은 심장과 횡격막, 폐, 내장에 걸쳐 있어 횡격막과 심장막이 상호 작용한다. 이 둘은 함께 고동친다. 횡격막 수축 폭이 빨라지면 심장 맥박도 빨라지고 반대 상황도 마찬가지다. 인간은 울 때 횡격막에 의해 심박수가 높아지고 식도가 조이게 된다. 그러면 호흡과 혈류, 공복감이 한데 뒤섞인다. 다시 말해, 소화기관과 호흡기관에 의해 공복, 허기, 접근, 섭취, 보충, 배출의 감각이 생겨 난다.

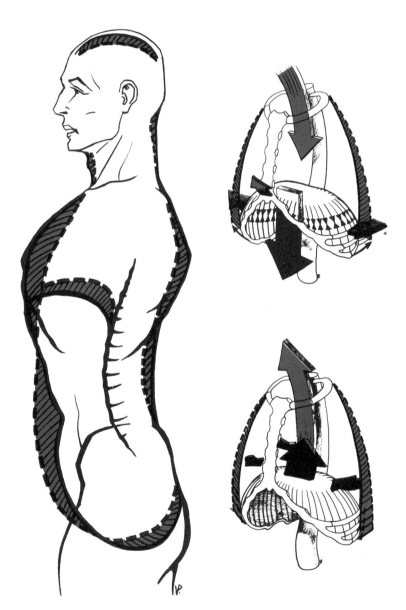

44. 들숨과 날숨의 역학

그림 45. 호흡은 신장과 수축의 형태를 띤다. 몸통과 흉부가 신장, 팽창하면서 그림에 보이는 붉은색 부분이 짧아지고 두툼해진다. 이 과정에서 여러 개의 횡격막이 압력을 신장시키고 응축시키면서 호흡을 돕는다. 두개골과 골 내의 경막층이 여기에 도움을 주는 첫 번째 횡격막이다. 경막은 두개골의 대후두공을 지나 척추의 외막을 거쳐 천골까지 길게 이어져 있다. 두개골엔 뇌실과 뇌척수액이 있어 1분당 14회의 고유한 리듬으로 맥박한다. 뇌의 두꺼운 경막은 뇌줄기의 융기를 따라 뇌척수를 보호하는 막이며 대후두공 부근의 후두근과 더불어 두 번째 횡격막이며 두개골 내 압력을 조절한다. 혀와 접형골은 두개 기저부며 동시에 구강 천장이 되며 세 번째 횡격막이다. 여기에 비강과 인강근, 성문, 설골, 흉설근, 견갑설골근, 쇄골근이 함께 역할 한다. 또한 기관으로 흘러 들어가는 압력과 폐로부터 흘러 나오는 압력을 조절함으로써 직립 자세에 도움을 준다. 중요한 혈액과 호르몬과 뇌신경이 이 곳으로 흐른다.

흉부 횡격막은 흉곽과 내외늑간근, 내흉근 그리고 두 개의 횡격막 돔으로 구성된다. 이 공간에서 폐와 심장은 가까이 붙어 식도와 기도, 미주신경과 대정맥의 관들이 지나는 통로 역할을 한다. 이 네 번째 횡격막은 흉부와 복부를 나눈다. 복부-골반기저 횡격막은 요추와 인대, 요근, 장골근, 골반 기저부가 함께 횡격막의 천장을 구성한다. 골반기저부는 골반뼈와 천골, 그 주변 근육들로 만들어진 해먹과 같다. 이 공간 내부에는 소화기, 배설기, 생식기가 있다. 이 다섯 번째 횡격막은 들숨에 복부 안에서 하강하는 압력을 반대로 밀어 올린다.

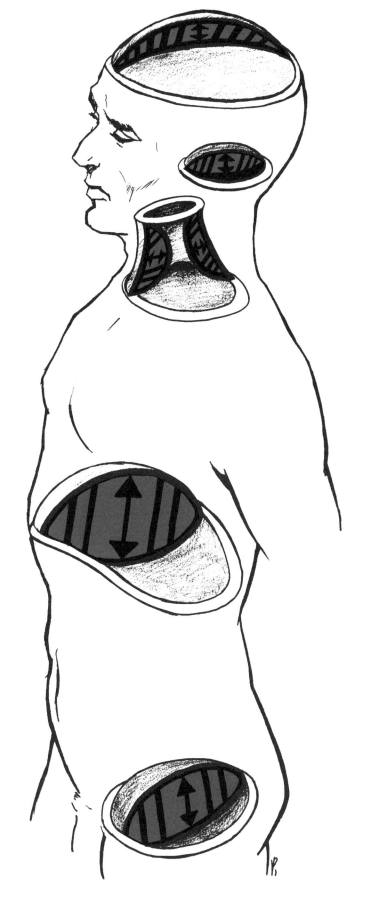

45. 다양한 횡격막

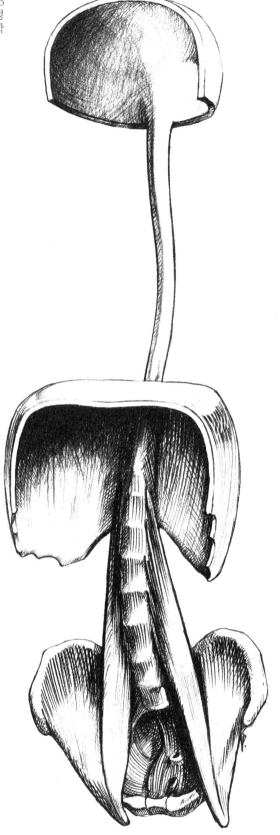

그림 46. 외적으로 인체는 머리, 가슴, 복부의 세 군데 불룩한 부분과 목, 허리 두 군데의 오목한 고리로 구성되어 있다. 내적으로는 긴 관을 중간에서 막으로 나누고 양 끝단은 유연한 형태를 하고 있다. 그 중간 막은 횡격막으로서 강력한 피스톤 운동을 하며 생동감을 불러일으킨다. 또한 심장과 미주 신경에 메시지를 전달하여 흉강 내부와 복부의 압력을 높이거나 낮춘다. 몸통의 말단인 골반기저 근막은 상호 운동을 돕는다. 상단인 뇌경막은 소뇌낫과 대뇌낫, 척수막으로 이루어지며 유연한 관처럼 운동한다. 이 관이 뇌척수액을 펌프시킨다. 더불어 두개골에서는 사골과 접형골이 대후두공에서 함께 부드럽게 오르락 내리락 하며 압력을 증가 또는 감소시킨다. 입과 혀 또한 맥박을 촉진시킨다. 이런 식으로 내부와 외부의 복잡한 밸브가 연결되어 호흡을 증가 또는 감소시키며 살아있다는 감각을 느끼게 한다.

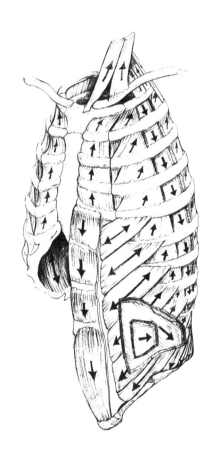

46. 3개의 중심 횡격막과 연결성

47. 호흡 근육

그림 47. 외부 호흡근. 내늑간근과 복직근, 복사근 그리고 복횡근은 들숨과 날숨에 다같이 작동한다. 흉부와 호흡근은 복부와 배에 연결되어 있다. 산화 작용과 신체 운동 시 이 근육들의 움직임을 통해 건강하거나 쇠약한 느낌을 전달받는다. 목, 가슴 또는 복부가 경직되면 횡격막 움직임이 방해를 받는데, 가슴 부위가 약해지거나 경련이 오는 경우 호흡에도 어려움이 따른다.

그림 48. 압력조절기로서의 막. 압력은 체내 가스가 교환되거나 호흡을 하는 데 필수적이다. 가슴을 누를 경우, 압력이 감소하여 반동으로 튀어 오르는 반응을 보면 압력이 존재함을 알 수 있다. 신체의 막과 관은 압력을 생성하거나 조절하며 상호작용한다. 관이 약해지면 압력을 지탱하지 못하고 무너져 공포감과 좌절감을 경험한다. 관이 경직되면 확장할 수 없으므로 폭발로 이어질 수도 있다.

그림 49. 조직의 기본적 수축성이 호흡을 가능케 한다. 맥박의 연동성은 흉부에 있는 횡격막 운동의 도움을 받는다. 신체 외벽과 횡격막이 상호작용하여 인체의 형태와 운동성을 유지시키는데, 어떤 운동을 조절하던 반드시 호흡과 횡격막을 조절해야 한다. 외부 골격근이 고요하게 정지된 상태가 되기 위해서도 맥박과 호흡이 있어야 한다. 내부에서는 횡격막과 흉곽이 숨을 유지시킨다.

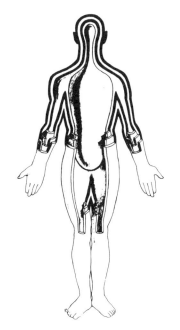

48. 튜브와 층: 호흡의 연속성

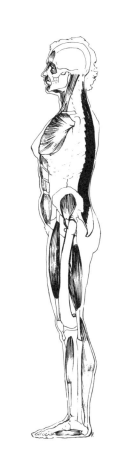 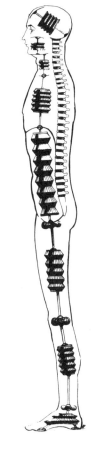

49. 호흡의 전신적, 국소적 기능

관 긴장도와 호흡 리듬은 중뇌와 자율신경계 지배를 받는다. 자율신경계는 본능적인 반응에 관여한다. 횡격막 내의 부교감신경섬유와 교감신경섬유 분포는 내장의 평활근 신경분포와 비슷하다. 여기엔 뇌줄기로부터 나온 조절기 사슬이 뻗어 있는데, 뇌줄기는 정보를 통합하고 인체 가스 함유량을 조절한다. 신체는 이산화탄소에 민감하다. 체내에 이산화탄소가 과다하면 숨을 더 쉬게 되고 부족하면 덜 쉬게 된다. 대뇌는 이 기계적 반응을 의지에 따라 무시할 수 있다. 대뇌는 "고요하게, 숨을 세고, 숨을 멈추고, 숨을 머금고, 숨을 더 쉬고, 강하게 숨 쉬고" 등과 같은 명령을 내릴 수 있다. 이 명령은 중추신경의 횡격막신경으로 전달된다. 횡격막신경은 횡격막으로 퍼져 있어 횡격막의 맥박 횟수, 그리고 흉곽 주변 근육을 통제하는 척추 신경에 영향을 미친다. 이런 방식으로 중추신경이 호흡에 관여된다.

흉부 횡격막은 두 가지 근육으로 나뉘는데, 흉곽과 흉골에 부착된 늑근과 요추 인대와 요방형근에 부착된 근육이 그것이다. 이 두 가지 근육이 자율신경과 미주신경, 횡격막신경, 그리고 중추신경계의 명령을 전달받는다. 따라서 호흡은 자동적으로 동시에 수의적으로 조절된다. 다르게 설명하면, 수의근이 뇌피질을 불수의근인 호흡근에 연결하고 있는 형국이다.

명상이란 반수의적semi-voluntary으로 일어나는 호흡을 수의적으로 통제하는 기술이다. 의식의 변화를 가져오기 위해 호흡을 의식적으로 조절하여 이산화탄소를 감소시키거나 증가시키는 방법이 바로 호흡을 통한 명상이다. 체내 산소가 증가되면 과호흡과 근육경련이 일어나고 주의력을 관장하는 부위의 감각을 증폭시킨다. 반대로 호흡이 저하되어 체내 이산화탄소가 증가하면 저산소 상태가 되어 의욕이 저하되고 비몽사몽이 된다. 이 과정에서 심장과 내장은 활동이 촉진되거나 저하된다. 신체는 산소가 증가하면 감각의 홍수가 일어나고 이산화탄소가 증가하면 감각이 억제된다. 이로 인해 맥박이 느려지거나 빨라진다. 뇌의 맥박이 감소하거나 증가되면 호흡 또한 마찬가지이다. 따라서 명상기법이나 호흡법은 호흡이 수의적이며 또한 불수의적으로 통제됨을 보여준다.

반면 감정은 호흡이 자동적으로 조절되는 것과는 별개로 일어나는데, 공포, 놀람, 분노, 위협과 같은 감정은 호흡에 영향을 미친다. 대뇌피질은 우리

가 흐느낄 때 가슴이 들썩이지 않게 조절하고 비명이 새어 나오지 않게 입 주변 근육을 통제한다. 인간은 공포감을 숨기려고 가슴을 단단히 조이거나, 감정이 드러나지 않도록 횡격막을 멈추곤 한다. 반대의 경우, 일부러 분노나 공포감을 드러내기 위해 횡격막을 자극할 수도 있다. 그러나 감정은 통제력을 잃을 만큼 강력하기도 하다. 따라서 자제력이 무너지면 비명과 절규가 터져 나온다. 이 모든 상황에서 가슴은 공포로 인해 자기 조절능력을 잃고 제대로 움직일 수 없어 호흡이 충분히 이뤄지지 못하게 된다.

우리 스스로를 통제하기 위해서는 호흡을 조절해야 한다. 뇌는 세 부분으로 나뉘는데, 의지를 담당하는 대뇌, 감정을 담당하는 시상, 호흡을 조절하는 뇌줄기 및 소뇌가 있다. 호흡이 없이는 산소도 없다. 산화과정이 없으면 활력도 없으며, 활력이 없으면 생명도 없다. 생명이 없으면 정기도 없고 정기가 없으면 영혼도 없다. 이게 바로 심장과 뇌 그리고 호흡이 깊게 연결되어 있는 이유이다.

호흡은 취하고, 머금고, 내뱉고, 받아들이고, 전달하고, 되돌려주기 위해 확장과 수축하는 기본적인 기능을 한다. 호흡을 충분히 하려면 팽창과 단축의 범위를 파악해야 한다. 호흡으로 관 전체를 채우기 위해서는 가슴이 길어지고 복부가 부풀고 머리끝부터 치골까지 숨이 들어와야 한다. 부드럽고도 힘차게 숨을 내쉬기 위해서는 흉부와 복부의 압력이 필요하고 전신의 외벽이 부드러운 리듬으로 맥박해야 한다.

그럼에도 불구하고 관, 막, 주머니에서 유연성이 부족하면 확장과 수축의 변화가 오며, 이는 호흡으로 드러난다. 많은 사람들이 호흡 범위가 좁아진 양상을 띠는데, 어린 시절 보호의 손길이 부족하거나 제대로 양육 받지 못한 경우 그런 현상이 일어날 수 있다. 어떤 경우든 안정감과 즐거움보다는 공포감이 훨씬 크게 자리잡았기 때문이다.

그림 50. 경직된 횡격막과 처진 횡격막. 상처받고 인정받지 못하면 인체는 체벽이 경직되어 마치 잠금쇠처럼 옥죄게 된다. 과잉보호를 받거나 자기 주장이 무시당한 경우엔 체벽이 약해진다. 두 경우 모두 호흡이 좋지 못하게 되며, 이는 인간이 일을 하고 반응하고 사랑하는 방식에도 영향을 미친다. 호흡이 누군가에겐 부담스러워질 수도, 누군가를 약하게 만들기도 하는 것이다.

횡격막뿐 아니라 유기체 전체가 호흡에 연관되어 있다. 호흡근들은 가동범위를 확보하기 위해 훈련이 필요하다. 여기엔 흉부, 복부, 골격근 등에 있는 모든 호흡근을 포함한다. 신체 훈련, 달리기, 운동 등은 기본 반응도를 높이고 삶의 다른 활동 전반에도 영향을 미치므로 상당히 유익하다. 그러나 이러한 활동들이 인간다운 삶이나 주변과의 상호작용을 보장해주는 것은 아니다. 온전한 호흡은 기본적으로 자기 자신뿐만 아니라 다른 이들과의 소통이 이뤄질 때에 가능해진다.

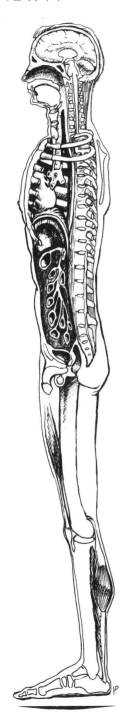

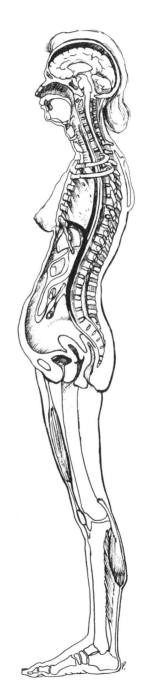

50. 흐트러진 호흡의 영향: 경직과 붕괴

뇌와 신경계
the brain and the nervous system

흥분성은 신경계의 중심 요소이다. 신경조직의 주요 작용이 분극과 탈분극임에 반해 근육의 주요 작용은 확장과 수축이다. 신경에는 전류가 흐르고 근육에는 액틴, 마이오신 같은 미세 섬유가 움직인다. 구조적으로는 신경과 근육이 서로 비슷해 보인다. 근육은 길다란 세포로 이뤄져 있고 신경은 축색돌기가 길게 나있다. 근육과 신경은 특이하게도 이렇게 비슷한 형태를 띠고 있다. 둘 모두 다발로 묶여 있는 관상구조물이 더 큰 다발에 다시 쌓여 있으며 그 위로 더 큰 다발이 감싸고 있는 모습을 하고 있다.

신경 세포는 길게 줄기가 뻗어 있으며 일정한 거리를 두고 서로 연결되어 있다. 이 관 모양을 띤 신경은 축삭돌기를 따라 흥분성 자극을 만들어 흘려보내고 그 경로를 따라 원형질 액을 이동시킨다. 이렇게 길어진 줄기를 신경로, 신경 또는 척수라고 한다.

신경계는 태아의 신경관으로부터 발생한다. 신경관은 매듭 모양이 길게 연결되어 있으며 한 쪽 끝엔 주머니들이 연결되어 있는 형태를 띤다. 이 주머니들은 후에 대뇌, 중뇌, 소뇌로 자란다. 신경관으로부터 축삭, 관, 신경들이 생겨나고 척수도 형성된다. 따라서 신경관은 뇌, 척수, 근육과 장기로 뻗어가는 신경들로 구성되며, 근육과 뇌를 직접적이고도 밀접하게 연결시킨다.

신경계는 크게 자율신경계와 중추신경계 두 부분으로 나뉜다. 자율신경계는 장부를 지배하며 기본적인 생명 활동에 관여한다. 이러한 자율신경계는 척수의 측면과 척수 접합부에 위치한다. 중추신경계는 대뇌 피질 즉, 뇌 전면에 자리 잡고 있는데 이곳에서는 감각과 운동을 조절한다. 또 계획하고, 연계하고, 분별하고, 학습하는 능력도 여기서 비롯되며, 자발적 조절 능력을 발휘시키는 곳이기도 하다.

그림 51. 신경계는 관 속에 관이 있는 형태이다. 체벽 안에 척추 신경 줄기가 있고 그 안에 신경관이 있다. 신경계는 일종의 격자 무늬 철조망과 같다. 중심관인 척수는 조밀한 구조를 이루는데, 한쪽 끝은 버섯 모양으로, 반대편은 나무 뿌리 모양으로 뻗어있다. 굵은 관이 중앙으로 뻗어 내리고 미세한 줄기들이 그물처럼 연결되어 뻗어나간다. 장부에 연결된 신경들은 거미줄같은 구조를 이루며 척수에 연결된다. 만일 모든 신경관을 두툼한 내용물로 채운다면 단단한 나무 뿌리와 같은 거미줄 구조를 생생하게 드러낼 것이다.

신경계 연결망은 진피결합조직구조물과 외부골격근을 둘러싸고 있다. 진피결합조직엔 감각수용기가, 골격근엔 외부환경과 공간을 연결하는 운동감각 기능이 있다. 따라서 신경은 피부와 혈관뿐 아니라 중추신경계에 의한 수의근까지 연결되어 있다. 이렇게 신경계와 뇌는 안팎으로 연결되어 있다.

신경계는 다른 모든 계통과 마찬가지로 막으로 나뉘어져 있다. 막은 방어판과 체액 전도체 역할을 한다. 동시에 신경계는 맥박, 팽창, 축소 운동을 하며 펌프작용을 통해 척수액과 혈액, 신경과 근육 간의 체액 그리고 호르몬 등을 순환시킨다.

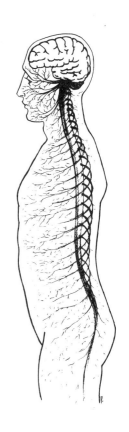

51. 신경 네트워크

신경계는 장기와 근육의 수축을 조절할 뿐만 아니라 호르몬을 널리 퍼뜨리기도 하지만 호르몬의 경우엔 신경과 뇌의 영향을 똑같이 받는다. 어떤 점에서 뇌와 신경계는 호르몬분비선이다. 전통적으로 신경계는 전기를 생성하는 일종의 발전기로 여겨졌다. 흥분 자극과 호르몬 전도체가 신경계에 연결되어 있기 때문이다. 신경계는 전류액과 호르몬 및 신경 자극을 생성하고 전달하는 관이다. 신경계의 펌프작용은 신경의 활성도와 신경 및 호르몬 작용에 직접적으로 관여한다. 예를 들어, 인체는 쇼크를 당한 경우, 액상 단백질이 응결되어 척수 흐름이 정지되고 신경활동이 감소한다. 또 강추위를 느끼면 신경이 억제되고 활동도 감소한다.

그림 52. 신경 해파리. 신경계에는 장기의 맥박을 촉진하는 액체로 가득 찬 공간이 있다. 신경은 축삭돌기 원형질이 펌프되어 통과하는 중앙 통로이다. 뇌와 척수는 뇌척수액과 뇌혈류가 담긴 중요 체액이 흐르도록 펌프질을 한다. 뇌신경계는 마치 거대한 해파리가 신장, 팽창, 배출, 유입하는 모양을 연상시킨다. 신경계는 세포의 바다와도 같은 내부 공간에서 일어나는 활동에 잘 반응하면서 전기가 흐르는 환경을 유지시킨다. 특히 뇌신경계는 유기체 전체의 펌프 맥박의 일부를 담당한다. 전류와 흥분 패턴을 일으키고 호르몬액을 분비시키기 때문이다. 이렇게 이뤄진 액상 구조물은 자율적으로 움직이며 개별적 행동 패턴을 만들어 내고 나아가 사회적 행동으로 변화된다.

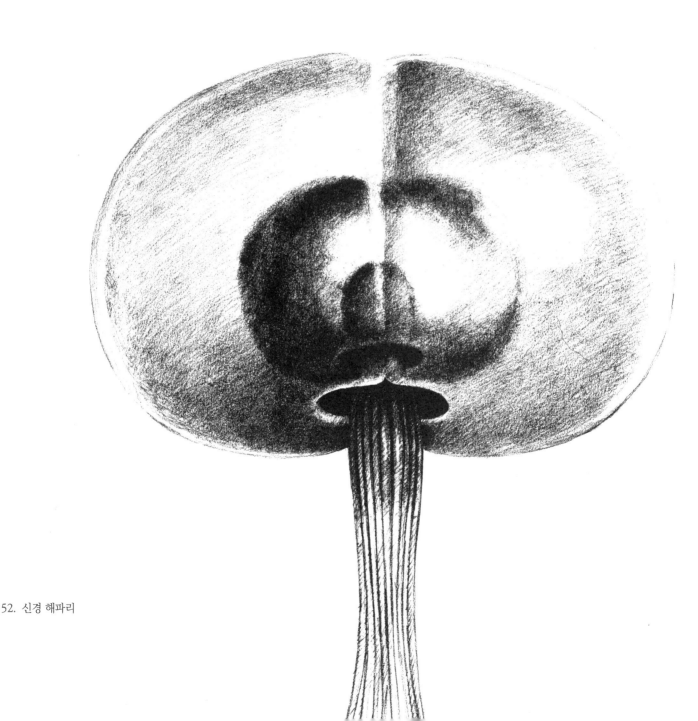

52. 신경 해파리

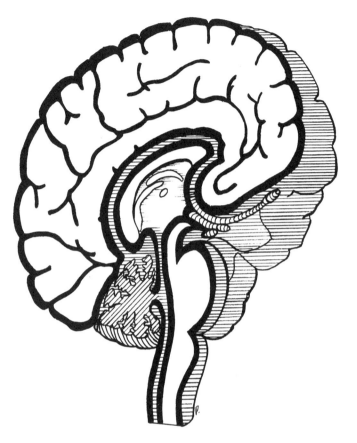

53. 신경 펌프: 대뇌피질, 중뇌, 뇌간

그림 53. 뇌의 표층인 대뇌피질은 콩 모양을, 중뇌는 태아 모양을, 심층의 뇌줄기(뇌간)는 파충류 모양을 하고 있다. 이 세 개의 층 사이로 섬유망이 순환한다. 뇌는 마치 거대한 심장처럼 기능한다. 내부에는 네 개의 뇌실이 있고, 척수는 대동맥처럼 큰 파이프 모양으로 아래로 뻗어 내려간다. 뇌척수액은 뇌를 거쳐 전신으로 순환하며, 뇌 전체는 끊임없이, 1분당 14~18회로 맥박한다. 뇌 안의 여러 주머니에서 일어나는 맥박 시스템은 뇌와 함께 하나의 완전한 시스템을 이룬다.

뇌는 전체가 종합된 하나의 단위로 맥박한다. 또한 나머지 신체 전체의 맥박을 조절하기도 한다. 맥박을 억제시키기도 하고 강화시키기도 하는데, 이렇게 신경계가 맥박함으로써 흐름과 떨림을 자각하는 현상이 일어난다. 이는 자아뿐 아니라 더 깊은 곳에서 신경 전체를 느낄 수 있는 감각을 준다. 공포를 느끼거나 싸움이 일어나면 장기와 심장의 맥박이 증가하고, 상체는 부어 올라 팽창하면서 대항할 힘을 끌어 모으거나 도망친다. 뇌는 행동을 취하기 위해 성난 숫양처럼 빠르게 펌프질 하고 수면을 취할 때는 느리게 펌프질 한다.

가끔씩 뇌는 안에서 전쟁을 일으킨다. 한 부위는 과잉활동하고 다른 부위는 활동이 저하된 경우가 그렇다. 이런 상태에선 맥박 패턴이 불규칙해진다. 맥박의 흐름에서 반응이 둔해지는 범위가 나타나곤 하는데, 마치 심장에 결함이 생겨 심장 맥박에 문제가 생기는 것과 비슷하다. 뇌는 스스로 억제하거나 과잉활동을 할 수 있다. 분노는 과잉활동을 일으키며, 위협과 쇼크는 정지나 동면상태를 만든다. 슬픔은 뇌를 축소시키고 화는 고유의 맥박을 방해하거나 증폭시킨다. 반항은 뇌를 단단하게 만들며, 성적 흥분이나 사랑으로 자극이 격해지고 빨라져 요동치는 사이 맥박이 촉진되고 속도와 진폭이 높아진다. 뇌는 심장처럼 빨라졌다 느려지고 규칙적이었다 불규칙해지기 쉽다.

머리와 목 주변의 근육이 긴장되어 경직되거나 약해지면 뇌와 자율신경계에 부정적인 영향이 간다. 또 입 주변과 입천장의 만성 근긴장은 뇌 맥박의 흐름을 방해하기도 한다. 이는 마치 두개골과 경추를 연결하는 부위의 근육이 단축되면서 척수의 순환이 원활하지 못해지는 것과 같다. 목 근육에 경련이 일면 심층의 자율신경 조절기에 영향을 미쳐 산소 공급에 방해를 준다. 식도와 인두 하부에 긴장이 오면 뇌신경이 영향을 받는다. 머리와 몸통을 나누는 목 근육에 심한 수축감을 느끼거나 또는 목과 눈 주변 근육에 경련이 일면 뇌의 맥박이 저지되고 통증과 질병을 초래하게 되기도 한다.

———
그림 54. 신경계의 세 개 층과 긴 관. 대뇌피질의 바깥 둘레에는 시각, 촉각, 청각, 고유수용감각, 운동감각 등 신경과 감각이 풍부하게 공급된다. 여기가 바로 인간으로서의 시간과 공간을 결정하는 곳이다. 시상이라 불리는 중간 층은 감정이 일어나고 시간을 기반으로 한 욕망이 일어나는 곳이다. 가장 심층의 척수는 뱀처럼 긴 자율신경관이다. 이곳에서는 척수액이 뇌실과 척수 전체를 통과하여 순환한다. 이런 구조를 볼 때 신경이 건강한 삶에 가장 중요한 요소임을 알 수 있다. 뇌의 맥박이 뇌척수액을 펌프하여 순환시키는데, 뇌와 척수를 둘러싸고 있는 막이 이러한 순환에 큰 역할을 한다. 경막은 뇌와 척수를 두껍게 감싸 두개골과 척추에 붙어서 천골까지 길게 이어져 있다. 척수와 뇌를 감싸는 경막은 외부 관과 같은 역할로 신체를 늘리고 굽힐 때 함께 신장하고 수축하며 맥박을 돕는다.

   또한 뇌의 세 개 층은 수평으로 쌓여 있다. 뇌는 치밀하고도 압축된 구조로 되어 있어서 신경망 전체의 표면적은 넓다. 그리고 뇌는 두 개의 축으로 이어져 있으며 양끝단은 중심 축으로 연결되어 있다. 이는 마치 뿌리에서 기둥과 가지가 자라난 나무와 같다. 나무는 땅과 대기라는 두 개의 생존 층에서 영양분을 공급받고 교환한다. 땅과 해가 만들어주는 영양수를 펌프하듯 끌어 올려 몸통 전체로 보내는 나무와 앞에서 설명한 뇌는 서로 닮았다.

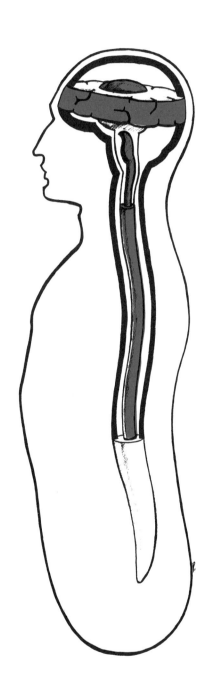

54. 세 개의 신경 층

그림 55. 세 종류의 뇌. 대뇌피질, 공간이 있는 중뇌, 신경망이 팔까지 뻗어가는 뇌줄기와 척수. 근육에 압박 또는 조임이 생기거나 근긴장도가 떨어지면 신경기관의 맥박에 문제가 생긴다.

그림 56. 인간의 진화에 따른 두뇌 층과 구조의 역사. 냉혈동물인 파충류의 뇌는 척수와 같은 모양이고, 연수medulla와 뇌교pons는 끝이 원뿔형으로 길에 뻗어있다. 감정을 담당하는 중간 부위의 시상은 동물, 포유류, 인간 등 온혈동물을 대표하는 부위다. 인간의 뇌를 대표하는 대뇌피질은 문화를 전승하고 상징을 만들어내며 인간관계 발전을 위한 도구 사용을 가능케 한다.

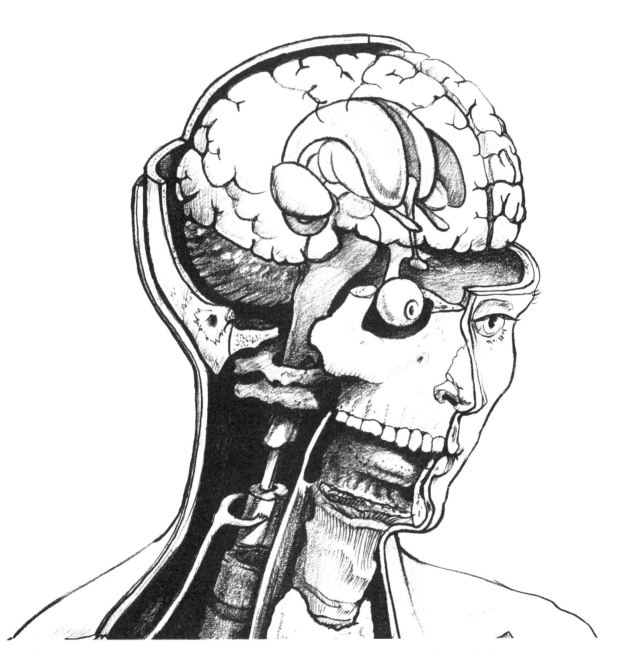

55. 미로와 같은 뇌

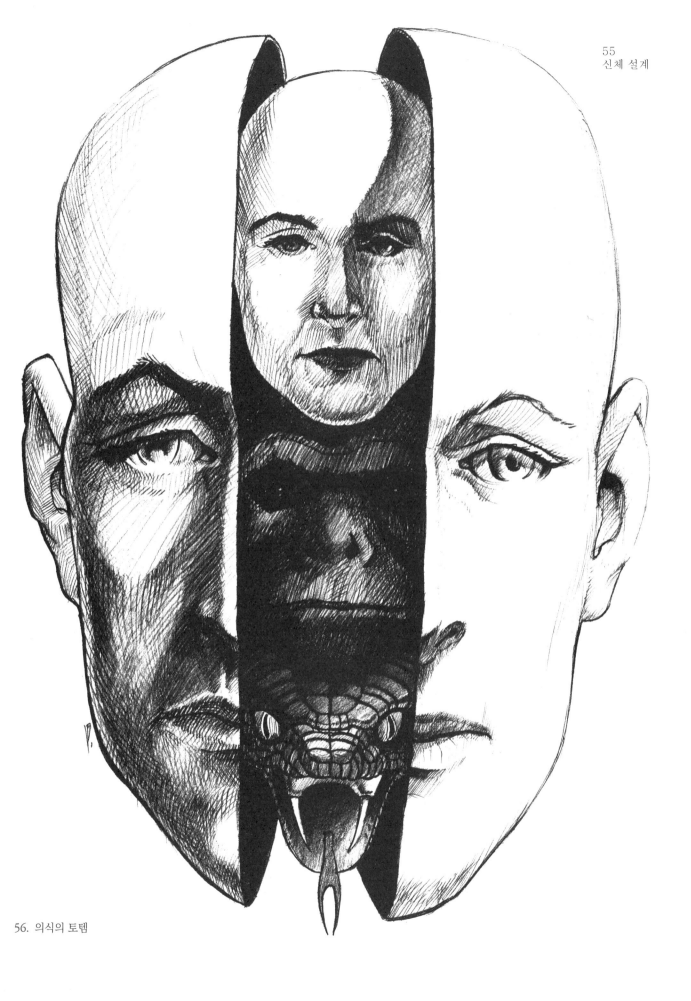

56. 의식의 토템

무형 층: 체액, 감각, 호르몬, 감정

액체 water

생명의 기본 요소는 물이며, 산소와 수소가 결합되어 물이 된다. 우리는 물을 하나의 물질로 생각하지만 특정한 성장패턴을 가진 분자가 복잡한 정렬구조로 바뀐 것이 바로 물이다. 물은 냉각이 되면 특정한 질서로 정렬하여 치밀하며 단단한 구조물로 변하는 데 이것이 얼음이다. 물은 또 가열되면 분자구조가 느슨해지면서 증기로 변한다. 물은 이렇게 기체나 액체, 고체로 변할 수 있다. 또한 물은 에너지를 저장할 수도 있다. 단단한 얼음이나 잠재적 에너지인 기체, 이들의 중간 형태가 액체이다. 따라서 인체의 형태를 이해하기 위해서는 물의 성질을 이해하는 게 중요하다.

액체 상태에서 인간의 생명이 발현된다. 태아나 신생아도 일종의 액체 상태이며 약하지만 유연하다. 인체는 성장하면서 조직의 밀도가 높아지고 탄성이 생기며 단단해진다. 인체는 마치 액체가 유연한 포장재에 담긴 모습과도 같다. 이 포장재는 단단하거나 질기고 또는 응축되어 딱딱한 것까지 그 종류가 다양하지만 노화와 사망에 이르러 점차 두꺼워지거나 석회화 된다. 죽음은 신체가 액체와 기체화 되며 부패가 일어나는 단계를 일컫는다.

물이라는 분자구조물은 전류가 통과할 수 있다. 지구의 자전이나 가열 과정 또는 냉각 과정에서 전류가 발생하는데, 여기에서 발생하는 힘은 고체에서 기체까지, 즉 얼음에서 증기까지 다양한 액체를 만들어 낸다. 적정한 온도를 넘어서면 성질이 변하는 전류가 담긴 액체를 생성하기도 한다. 물은 흐르면서 팽창과 수축한다. 또한 무수히 많은 형태로 변할 수 있다. 요동치는 물, 잔잔한 물, 따뜻한 물, 차가운 물, 담담한 물, 거품이 섞인 물 등 그 성질도 다양하다.

이 중 가장 놀라운 성질의 액체는 생명의 기본 활동성을 가진 원형질이다. 원형질엔 맥박과 흐름이 있으며, 방향을 바꿔가며 생기는 움직임도 있다. 원형질은 특유의 점성이 있어 막과 관이 흘러 들어오고 이 막은 세포로 자라난다.

원형질은 방향을 바꿔 움직일 수 있고 부드럽거나 또는 단단하게 변하기도 한다. 인체도 마찬가지

다. 근육은 단단해지거나 늘어질 수도 있다. 공포와 분노는 신체를 경직시키고 사랑과 관심은 부드럽게 만든다.

액체에 전류가 흐르면 성질도 바뀐다. 마치 배터리가 되는 것과 같다. 산성을 띤 액체는 알카리성 액체와 다르다. 생명체로서의 물이 진화하는 동안 단백질과 스테로이드가 형성되었다. 물은 물질을 녹이거나 분해하고 실어 나를 수 있는 화학물이 되었다. 물은 물질의 처리과정을 빠르게 하거나, 재생시키거나, 또는 합성시키는 촉매제이다.

물은 액체 상태로 스스로 변화하고 세포막을 만들어서 혈액과 조직액, 림프, 담, 소변, 정액, 질 분비물, 척수, 활액, 입김, 소화액, 호르몬 등으로 진화한다. 이 액상혼합물은 자유로이 흐르는 것이 아니라 세포나 주머니(낭), 방광에 저장되어 있다가 강력한 세포와 근육의 맥박이 관 또는 특정 액체로 밀어내면 몸 밖으로 배출된다.

정상적인 맥박 패턴은 이러한 액체의 특정 활동을 촉진시킨다. 즉, 성장을 촉진시키거나 즉각적 반응에 필요한 에너지를 생산한다. 또한 물은 성장에 필요한 산화과정을 처리하거나 성적 행위를 자극하거나 신경이 잘 연결되도록 돕기도 한다. 인체는 이 액체 상태가 잘 유지되도록 아코디언과 같이 작동한다. 정상 맥박이 증가하게 되면 활동능력에 문제가 발생할 수도 있다. 과잉활동은 소진을 초래한다. 만일 정상 맥박이 감소하게 되면 활동능력은 더뎌지고 무력해진다. 이렇듯 특정 액체들은 삶의 질에 영향을 미친다. 그리고 생체와, 감정, 심리를 통합시키는 역할을 하며 감각을 깊이 느끼고 인지 상태에 이르도록 돕는다.

호르몬 hormones

호르몬의 일종의 액체이며 동물적 행동을 일으키는 원천이다. 호르몬hormone이란 단어는 자극시키고 흥분시키는 특성을 뿜어낸다는 의미가 있다. 호르몬은 특정 형태의 흥분제로서 열을 태우는 액체라 할 수 있다. 인체는 에피네프린epinephrine을 분비하고, 뇌하수체의 열을 유지시키고, 신경전달을 일으켜 뇌가 끊임없이 돌아가게 한다.

성장호르몬은 어린 아이를 성인으로 변화시키는

액체이다. 피그미족이 될지, 거인족이 될지도 성장 호르몬이 결정한다. 뇌는 호르몬 분비선이며 혈액에 마법의 특효약을 뿌린다. 이 호르몬이 혈액에 매력을 부여하여, 남자와 여자 아이를 남성과 여성으로 변화시킨다. 엄마가 된 여성은 수유도 가능해진다. 성장과 온화함의 감정은 뇌하수체와 갑상선으로부터 나온다. 강인함의 느낌은 아드레날린과 성선sexual gland에서 일어나며, 이성에 대한 특별한 욕구나 반응을 일으킨다. 내장이나 심장에서부터 느껴지는 깊은 느낌 역시 호르몬이 일으킨다.

호르몬과 효소는 액체의 유동성을 느낄 수 있는 내적 감각을 일으킨다. 액체의 속성이 결정체를 이루면 근육 속성으로 변한다. 소화 호르몬은 내장의 연동운동을 촉진한다. 에피네프린은 심장을 빨리 뛰게 하여 싸움이나 난관에 봉착했을 때 맞서거나 도망칠 준비를 시킨다. 성선과 뇌하수체는 성행위의 기계적 운동을 일으키는 호르몬을 분비한다. 굶주림과 공포, 흥분을 느끼면 움츠리고 기어 다니게 하는 것도 호르몬의 역할이다. 인체는 아드레날린의 자극과 성적 흥분, 굶주림을 느껴도, 성숙함이 더해지면 서고 걷고 뛰기도 한다.

감각과 감정 feelings and emotions

감정과 감각은 물의 규칙을 따른다. 쇼크상태에 직면하여 몸이 굳거나 통증을 참기 위해 단단해지면 체내의 액체들은 얼음처럼 변한다. 반면 사랑으로 감싸거나 눈물을 쏟아내면 우리의 감각은 액체 상태가 된다. 장부는 굶주림, 공허함, 그리움, 갈망의 느낌을 불러 일으키고 뒤따라 만족함, 충만감을 느끼게도 한다.

사랑, 관심, 애정, 분노, 역겨움은 인간 인지 능력의 성장과 더불어 느껴지는 감정이다. 이런 감정들이 느껴지면 의지적 행동이 뒤따른다. 인간은 마치 간헐천이나 강물처럼 감정을 밖으로 드러내며, 거센 파도와 같이 또는 차가운 얼음과 같이 행동하곤 한다. 폭포가 되기도 시냇물이 되기도 하는데, 울거나 흐느끼고 한숨 짓거나 탄식을 하면 액체가 몸에서 흘러 나온다. 이는 스스로 형태를 변화시켜 물길을 찾아 흐르는 물의 강력한 힘을 드러낸다.

감각과 감정, 호르몬, 신체, 의식 이 모두가 형태를 바꾸고 여러 가지 언어로 말을 전한다. 형태는

결정체가 되기도 액체가 되기도 한다. 인간은 누구도 하나의 상태로 고정되지 있지 않다. 다만 어느 정도 얼음처럼 단단하거나 물처럼 부드러운 경향을 띨 뿐이다.

액체를 기능적인 관점에서 보면 생각의 흐름, 감정의 파도, 직관의 물결, 심연의 느낌 등 차오르고 스러지는 이미지가 연상된다. 액체는 마음의 한 부분이라 할 수 있다. 마음을 전달할 땐 신호를 사용하며, 마음이나 정신은 행동을 준비하고 구별 짓는다. 성적 흥분은 신체를 발기시키고 짝짓기 의식을 준비시킨다.

인체는 액체의 바다이다. 액체는 구조와 형태를 만들고 유기체를 구성하며 기하학적 모양과 특정한 맥박을 만든다. 이를 통해 자신과 타인이 함께 만든 익숙한 삶, 감정 그리고 생각 등을 일정한 패턴으로 형성시킨다.

정체성이 되는 해부구조

보통 문외한에게 있어 해부학이라는 학문은 무생물, 특정한 대상, 또는 기계적 검사들을 떠올리게 한다. 또는 모형과 시체를 놓고 연구하는 것이 해부학이란 생각을 불러 일으킨다. 어떤 사람들은 동물의 장기나 유기체를 사람의 것과 비슷하다고 혼동하는 경우도 있다. 인간의 심장과 뇌는 쥐나 침팬지들의 그것과 비교할 수 없다. 인체 해부학은 운동과 감정의 발생과정으로 보아야 한다. 해부학적 구조는 정체성을 심어주고, 식별이 가능한 특정 형태를 만들며 그 형태를 기반으로 기능 방식이 정해진다.

인체의 형태를 연구하면 개인의 유전적이고 감정적인 역사가 드러난다. 형태는 개인적인 문제가 인체에 영향을 미치는 방식도 그대로 반영된다 자신감에 넘쳐 뻣뻣해지거나 수치심에 위축되어 본 적이 있는가? 결핍감 때문에 경직되거나 무너지지 않기 위해 안전함을 찾아봤는가? 감정을 행동으로 드러내는 데 실패했음이 형태로 드러난 적은 있었는가? 학교 교육이 길어져서 감각의 생명체인 뇌가 과도하게 활동했던 적이 있었던가?

인간에게는 직립과 유연성이라는 특징이 있다. 직립 형태는 부모와의 유대관계, 분리, 친밀함, 거리감, 수용과 거절 등의 감정적 기억과 연관이 있

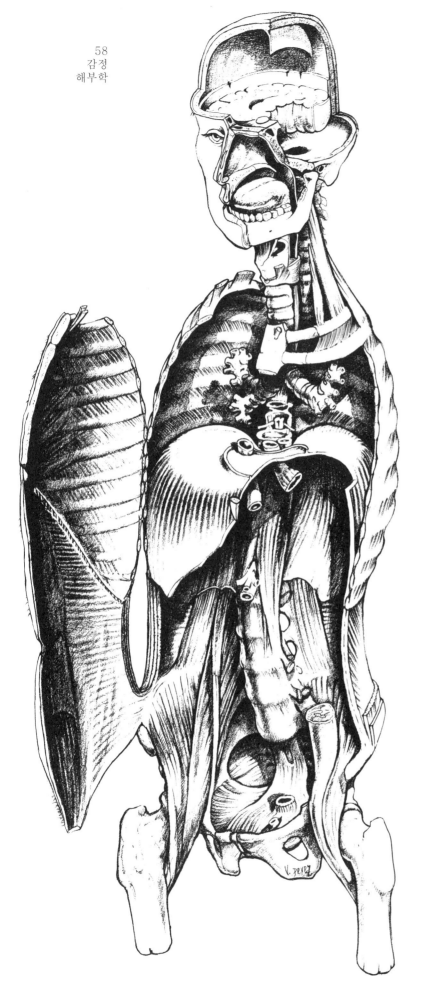

다. 어떤 사람이 압축된 모습으로 서있다면 반감을 드러낸 것이거나, 가슴이 꺼져 있다면 수치심이 표현된 것이다. 따라서 인체 해부구조는 생화학적 형상 그 이상이다. 특정한 해부학적 형태는 인간의 감정에 반응하여 나타나기 때문이다.

해부학은 운동 형태학이며 인간의 형태는 시간이 지남에 따라 계속 변화한다. 인간의 해부구조는 감정의 패턴이거나 조직의 상태이다. 감정 패턴이나 조직 상태는 개인의 팽창, 수축 능력과 각성 arousal과 만족satiation의 상태에 따라 달라지는 자기 느낌을 말한다. 자기 자신의 느낌이란 세포의 대사과정에서 나온 부산물이며 우리가 기능함에 따라 뇌에서 체계화된 결과물이다. 따라서 인체 조직의 형태는 스스로의 느낌과 감각을 결정하는 역할을 한다.

신체는 설계된다. 다양한 관과 층, 낭, 그리고 횡격막들이 한 사람의 감정을 만드는데 함께 작용한다. 근육은 맥박을 일으키고 억제, 유지, 이완, 단축과 신장 기능을 한다. 뼈는 압박과 당김의 느낌을 만들어 낸다. 내장은 팽창, 충만, 공허감을 일으킨다. 공간이 텅 비거나 응축되면 다른 감정이 일어나며, 자궁은 심장처럼 치밀하고 맥박치는 조직에 둘러 싸인 빈 공간과 같다. 복부는 체액과 장기가 뼈와 근육에 둘러싸여 자리 잡고 있는 공간이다. 폐와 심장은 단단한 뼈가 울타리를 두르고 있다. 텅 비어 부드럽고 치밀한 조직은 또 다른 감정과 감각을 불러 일으킨다. 빈 구멍과 단단한 벽이, 액체가 담긴 뇌실과 치밀하게 쌓여진 근육세포가 감각으로 대화한다. 이 모든 관계 속에서 조직의 기본 상태가 만들어지고 그에 따라 의식의 지속적인 패턴이 형성된다.

57. 인간 존재의 건축물 1.

그림 57과 58. 인체 설계. 낭과 하부 낭, 횡격막과 함께 복잡한 층으로 나뉘어진 관상 구조의 인체 해부도. 층과 관의 구조임을 볼 수 있다. 피부와 신경이 있는 외배엽성의 표층 관. 근육과 뼈가 있는 중배엽성의 중간 관, 내장과 폐가 있는 내배엽성의 심부 관. 인체는 이 관속에 관이 담긴 마치 세 개의 모래 시계가 겹쳐진 이미지이다.

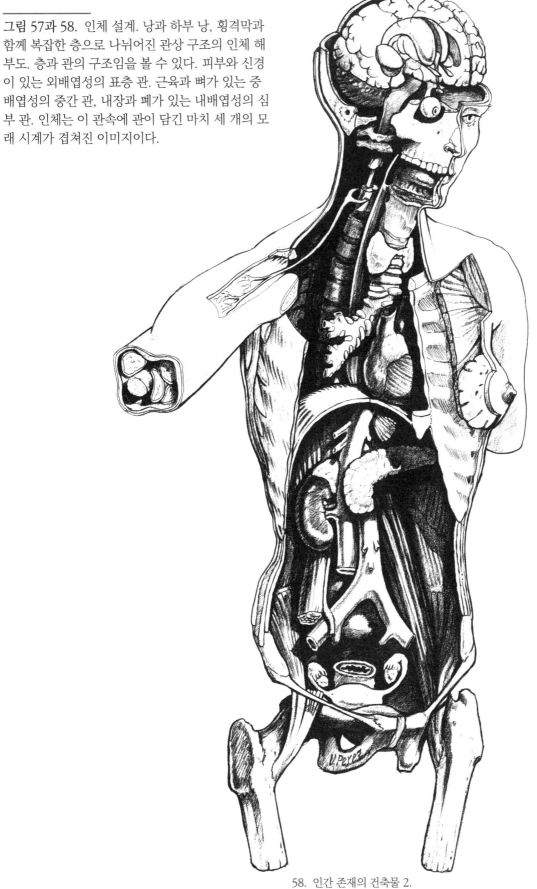

58. 인간 존재의 건축물 2.

그림 57과 58은 주머니(낭)와 접합부위을 보여준다. 뇌 주머니가 개방된 것이 보인다. 뇌의 기저에 세분화된 부위가 있는데, 대후두공과 척수, 사골(벌집뼈), 접형골이 있고 그 위에 뇌와 뇌실이 안착되어 있다. 두 번째 분화된 곳은 혀와 비인강이 있는 둥근 입천장으로 식도와 연결되어 있다. 이 공간에서 목이 접합되어 음식과 공기의 통로인 후두를 형성하고 뇌의 혈액 공급을 위한 대동맥의 화학수용기, 갑상선, 코샘이 접합되어 있다. 목의 뇌줄기 그리고 척수는 볼록한 모양의 소뇌를 형성하는데 그 위로 확장된 상부 뇌와 강력하게 접합되어 있다. 혀, 대후두공, 척수, 입천장을 포함하는 횡격막도 보인다. 가슴 주머니 즉 흉강에는 이중 돔 형태의 횡격막과 그 중앙을 통과하는 미주신경, 식도, 대동맥, 정맥이 있다. 그리고 심장과 폐가 밀접하게 연결되어 있다. 가슴의 위쪽 벽이 내부와 외부 근육으로 나누어져 있음을 볼 수 있다. 횡격막이 가슴과 어떻게 연결되는지 볼 수 있으며 쇄골과 흉골, 후두로 나뉘어져 연결된 것도 알 수 있다. 가슴의 아래 쪽으로 내려가면 복부와 골반의 천장이 나타난다. 횡격막은 늑골 하부 가장자리에 붙어서 요방형근, 복근과 섞이며 연결된다. 횡격막 전체가 거대한 덮개를 형성하고 있다. 또, 횡격막은 요근의 일부와 연결되며 외벽은 장골근과 만나며 다리로 연결된다. 골반의 기저를 살펴보면 장미골근과 항문거근이 있으며 입구와 연결된 출구가 있다. 구획된 각각의 공간엔 맥박 패턴이 복잡하게 흐르며 힘을 생성하고 유지시킨다. 이 힘은 인체의 기하학적 감각과 조직을 인식하는 감각을 일으킨다.

인체 설계도는 막, 관, 주머니, 상호 작용으로 맥박 패턴을 만들어 내는 횡격막으로 구성된다. 인체는 액체로 설계되었고, 감정적 운동성이 특정 형태로 응결되어 행동으로 나타난다. 관과 주머니가 경직되거나 치밀해지고 또는 팽창하거나 붕괴되면 맥박이 영향을 받는다. 이러한 구조물들과 고통, 공포, 화, 저항, 자존심, 패배감 등 동반되어 나타나는 감정과의 관계는 책의 후반부에서 설명한다. 그림 57과 58은 신장, 팽창, 단축, 압박의 맥박 범위가 완전한 상태를 전제로 하고 있다. 여기엔 인간의 기본 움직임이 포함된다. 늘어나고, 팽창하고, 비틀고, 짧아지고, 압박하는 움직임에는 자부심이나 단호함, 또는 자신의 기반을 확보하거나 똑바로 서려는 감정들이 동반된다.

제 3 장

상처가 형태로
insults to form

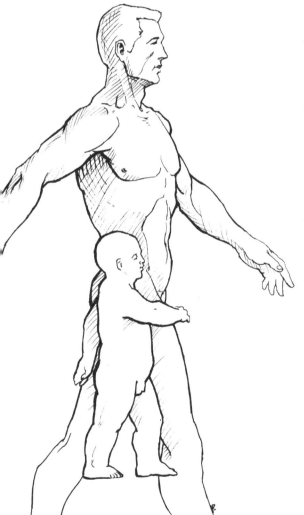

직립과 상처 uprightness and insult

소마 과정 관점에서 보면 직립 자세는 수직을 향하여 서 있는 모습이고, 감정과 맥박이 물결치며 세상 밖으로 뻗어나가는 힘, 그리고 움츠려 되돌아나오는 모든 과정을 담고 있다. 유전적으로 조직된 맥동 운동이 인간이라는 유기체를 지나 외적으로 드러난 모습이 바로 직립 자세이다. 보통 직립 자세를 기계적으로 바라보는 시각이 많다. 이 경우 인간의 직립은 뼈 위에 뼈가 얹혀있는 상태에서, 중력에 저항할 수 있는 적정한 정렬을 이룬 채로 바르게 선 것으로 해석할 수 있다. 이는 직립의 형성과정에 인간의 상호작용과 감정의 역할을 배제한 설명이다.

—— 그림 59. 인간의 직립: 본성과 학습

직립은 수직으로 향하는 맥박의 힘을 기반으로 한다. 맥박은 관과 막, 주머니, 횡격막 등 내부계통의 지지를 받아 흐름과 방향이 유지된다. 맥박은 세상을 향하거나 또는 세상으로부터 멀어지는 다양한 움직임에 따라 변화하는 것이 정상이다. 맥박은 빨라지거나 느려지기도 한다. 이로 인해 유기체는 필요한 것은 주고 받으며, 수용하거나 저지하고, 밀어내거나 당길 수 있다. 맥박은 감정적 삶의 기본 바탕을 만들어낸다. 또 인간은 맥박을 통해 흥분을 느끼거나 성적 욕구를 느끼고, 너그러움과 사랑이란 감정을 경험한다.

59. 인간의 직립: 본성과 학습

직립이란 용어는 다양한 차원에서 해석할 수 있다. 직립은 유전적 형태이며, 생화학적 환경이다. 직립에는 기계적 차원도 있으며, 감정적 차원도 존재한다. 직립은 운동성이 움직임으로 발달하고 중력장을 지배하는 과정에서 드러난다. 직립을 상징적 의미로 해석하면, 아이가 부모나 사회와 상호작용하는 것, 감정적으로 또는 신체적으로 입은 상처에 저항하거나 또는 위축하는 모든 상호작용을 의미한다. 동물 세계에서는 부드럽고 연약한 신체 부위가 땅과 가깝다. 동물은 단단한 등과 사지로 연역하고 부드러운 장부를 보호한다. 또, 동물은 영역 싸움에서 굴복을 표현할 때 복부를 위로 드러낸다. 하지만 인간은 동물처럼 세상으로부터 자신의 연약한 부분을 보호하는 대신 바로 서서 부드러운 장부를 드러낸 채로 세상을 향한다. 직립 자세를 하면 연약한 전면 부위가 영구적으로 외부를 향해 열려 있게 된다. 이 자세에서는 신경계의 표면적이 넓어지고 머리와 눈, 귀, 코의 감각을 통해 더 많은 정보를 습득할 수 있다. 연약한 부위가 정면으로 드러남으로써 위험한 상황에 노출될 가능성이 높지만, 대신 위험하고 위협적인 상황을 더 빨리 인지될 수 있게 된다. 장기를 지키기 위해 연약한 정면 부위를 보호하고자 반응이 가해지면 직립 자세에 영향을 미친다.

직립은 단지 똑바로 선다는 것 이상의 의미가 있다. 직립은 감정적이고도 사회적인 현상이다. 관, 막, 주머니 그리고 횡격막 등의 내부 조직이 만들어내는 흥분성 하모니가 여기에 그 역할을 더한다. 인간의 직립은 유전적인 작용으로 시작되지만 사회와의 관계 형성을 하면서 의미를 더해간다.

놀람 반사 the startle reflex

가족은 아이가 온전하게 성장할 수 있도록 관심과 지지를 보낸다. 아픔을 느끼면 소통을 통해 줄여주고, 성장에 따르는 위기를 성숙함으로 이끌어주는 공간이 가정이다. 더불어 인체는 위험과 위협에 대처하도록 본능적으로 반응하게 되어있다. 이 기전을 놀람 반사이라 하는데, 응급상황이나 위급한 때에 신체가 빠르게 반응하도록 해주는 반사이다. 놀람 반사가 생기면 인간은 멈추고, 대비하고, 근육을 경직시키고, 숨을 조이며 위험 상황에 대기할지, 대처 행동을 취할지 관찰한다. 만일 위협 상황이 심각

하거나 피하기 어려울 경우 놀람 반응의 양상은 더욱 깊어져, 회피하거나, 싸울 준비를 하거나 또는 도망친다. 위협이 더 심해지고 지속되거나, 이전까지 취했던 행동으로 위협이 줄지 않으면 숨고, 철수하고, 항복하고 또는 무너진다. 보통 인간은 내적, 외적 위험을 느끼면 반사적 행동을 하며, 이 때에 체형이 일시적으로 변한다. 그러다 위험이 사라지면 다시 정상적으로 행동한다. 하지만 매번 이런 일이 일어나지는 않는다. 반응이 지속되어 구조를 변화시키는 지점에 이를 정도로 긴장이 커지기도 한다. 이렇게 일시적 반응이 연속되는 현상을 스트레스라고 한다.

상처 insults

아이에서 어른으로 성장하는 동안 부모, 형제나 자매, 동료에 의해, 때로는 학습 환경과 같은 외부 요인으로 인해 상처를 입을 수 있는 가능성이 함께 커진다. 상처는 내부적으로도 일어날 수 있는데, 어떠한 감정이 장부가 버티기 벅찰 만큼 일어나거나, 조절이 어려울 만큼 심하게 흥분한 경우가 이에 해당된다. 소마 관점에서 '상처'란 놀람 반사를 일으키는 내부적, 외부적 상황 모두를 가리킨다. 갓 태어난 아기에게는 큰 소리나 환한 빛, 낯설은 주변 환경 모두가 상처를 줄 수 있다. 신생아에겐 어둠, 이상한 동물, 부모의 일시적 부재가 상처가 되기도 한다. 이후엔 다툼, 친구와의 불화, 형제간의 경쟁의식 역시 잠재적인 상처가 된다. 자신의 내부 상태, 분노, 의존감, 성, 그리움, 남겨지는 공포, 무서운 상황에 대한 상상 등으로부터도 상처가 생길 수 있다. 당연히 가족도 상처의 원인이 될 수 있다. 가족 내의 대우, 관심과 애정의 질, 훈육 방식, 그리고 감정 표현이 권장되거나 억제되는 모든 환경이 상처의 원인으로 작용한다. 가족이 경제적 어려움에 처한 경우, 부모 중 한 사람의 부재, 전쟁, 가난, 이혼, 죽음, 아이를 향한 폭언이나 신체 학대는 상처를 장기화시킨다.

위협, 상처, 쇼크, 놀람 등은 발생 시점과 횟수, 원인, 지속시간, 강도 등에 따라 양상이 다르다. 이런 자극이 성장 초기에 생기는지 후기에 생기는지, 자주 생기는지 가끔 생기는지에 따라 양상이 달라진다. 원인이 외부에서 오는가, 아니면 흥분 상태가 개인이 참아낼 수 있는 능력치를 벗어나 내적 불균형을 느낄 때 오는가도 중요한 요인이다. 그리고 위

협이 순간적인가 지속적인가, 강도는 가벼운가, 보통인가, 심각한가에 따라 결과가 달라진다.

신체 구조에 상처가 생기면 흥분성 흐름이 바뀌고 외형도 변하게 된다. 접촉된 부위들 사이에서 뻗어나가고 되돌아오는 힘에 의해서 직립이 유지된다. 이런 흐름은 정점을 향하고 되돌아 오는 상호관계 속에 있다. 인간은 자신의 의견을 주장하거나 철수시킨다. 또 몸 안에서는 팽창하고 수축하거나, 부풀었다가 오그라드는 현상이 발생한다. 이러한 흐름들이 인체를 수평적으로, 수직적으로 그리고 가로로 조직한다. 맥박은 팽창과 수축의 사이클이자, 압박과 이완의 연속이며, 세상을 향해 나아가다 자기에게로 되돌아오게 하는 힘이다. 접촉과 회피는 타고난 리듬으로 일어나고 그 주기를 완수하려는 내적 욕구 또한 존재한다. 이는 마치 호흡이나 심장 박동과 비슷한 원리다. 호흡을 하면 날숨 뒤엔 들숨이 따라오며, 심장이 박동하면 혈액이 심장 안으로 들어왔다 몸 전체로 내뿜어진다. 이렇게 팽창과 수축은 생존에 필수적인 펌핑작용이다. 이 힘이 직립 방향으로 관을 따라 흐름을 만들어내고 인간으로서의 감정을 일으킨다.

상처는 유기체에 방해 요소로 작용한다. 인간의 형태를 유지하기 위해 관을 따라 맥박이 빠르거나 느리게 흐르며 직립을 지탱할 때 놀람 반사는 다양한 양상으로 이에 관여한다. 상처는 맥박을 동결시켜 그 흐름을 변화시킨다. 또 상처에 대한 불안함을 느끼면 맥박 속도는 높아지고, 그러다 붕괴가 일어나면 속도는 낮아진다. 그러면 더 이상 직립을 유지하지 못하고 맥박도 사라진다. 결국 내부 압력과 운동성은 더이상 부드럽게 기능하지 못하게 된다. 막, 횡격막, 체액, 관 모두가 이 과정에서 영향을 받는다. 이렇게 상처에 의해 인체가 방해를 받으면 화, 공포, 우울, 거부, 분노 등의 감정이 일어난다. 만일 상처가 일시적인 경우 맥박은 다시 정상으로 되돌아 오지만, 그 상처가 지속되거나 늘어나면 신체는 경직, 위축되고 부어 오르거나 무너지게 된다.

상처를 입었을 때 나타나는 첫 번째 반응은 경직이다. 몸이 뻣뻣해지고, 구조가 더 견고해지며, 단단해지고 치밀해진다. 또 신진 대사가 빨라지면서 장기와 근육, 뇌가 부풀어 오른다. 이 과정에서 증가된 흥분성을 조절하기 위해 인체 내부의 구조물들은 경직되고 조여지며 또는 응축되고 압박된다.

이러한 상황에서 화, 분노, 통제, 저항, 그리고 자기의심self-doubt과 같은 감정이 드러난다. 이렇게 상처를 극복하기 위해 유기체가 고체화되는 현상을 과잉경직이라 한다.

상처가 지속되고 증가할수록 인체는 더 액화된다. 그러다 외적인 형태를 잃고 부풀어 오르거나 무너지게 된다. 더하여 신진대사도 느려진다. 이때 흥분성은 표층에 남아있거나 줄어들다 사라진다. 또한 장기의 운동성과 정상적인 흥분성 맥박이 감소하기도 한다. 이 과정에서 팽창, 침범, 과장 또는 붕괴, 절망, 무기력 등의 감각이 따라온다. 인체는 세상을 향해 연결점을 찾아 확장되다 세상과 멀어지면서 무너지고 내부로 움츠러든다. 상처에 반응하다 점점 액화되는 현상을 과잉연화라 한다.

놀람 반사는 상처에 단순하고 즉흥적인 반응을 보이거나 위험 상황에서 단순한 감정을 드러내는 것으로 시작된다. 그러나 놀람 반사는 위험 상황의 시점과 강도, 기간에 따라 좀 더 복잡한 형태를 만들어내는 경향이 있다. 이런 조건들이 여러 가지가 섞일 경우, 단순했던 반응은 개인에게 영구적인 영향을 미치는 복잡한 과정으로 변해간다. 놀람, 경계심, 그리고 대항하거나 도망치는 즉각적인 반응은 트라우마나 소마 스트레스가 되어간다. 그리 되면 전쟁에 지속적으로 대비하거나, 위험에 끊임없이 도피하는 상황에 놓인 형국이 된다. 혹은 아예 구조가 약해지거나 무너져버린다. 조직이 느슨하게 풀린 상태거나 깊은 경련성 경직을 띤다면 공포나 분노가 반영된 상태라 할 수 있다. 이런 상태가 지속되면 유연성과 반응 능력을 잃게 된다.

놀람과 스트레스는 다르다. 놀람은 즉각적인 반응인 반면 스트레스는 사회적으로 또는 대인관계에서 오는 격하고 지속적인 반응이다. 개개인이 갖고 있는 상처 패턴은 신체적, 감정적 위협을 받았던 시점과 횟수, 강도, 기간, 원인에 따라 모두 다르다. 횟수와 특성뿐 아니라 개인을 보통의 놀람 상태에서 심각한 상태로 이르게 하는 요소들 간 상호작용에 따라서도 달라진다. 마찬가지로, 상처의 독특한 패턴 때문에 누군가는 순간적 놀람 반사를 영구적인 스트레스로 받아들인다. 인간은 직립 자세를 이루기까지 수많은 상처를 얻는다. 그러나 이러한 공격과 반응은 인체 형태를 형성하는 결정적 요인이다.

직립하고 있는 인체는 위협, 상처, 공격을 받는다. 위협을 당하면 통합유지구조가 공격을 받는데, 이렇게 외적 침범을 받는 상황에서 어떻게 직립과 고요함을 유지할 수 있겠는가? 공격은 다양한 차원에서 동시에 영향을 미친다. 먼저, 공격이 가해지면 인체 맥박이 빠르거나 느려진다. 또한 신체의 연약한 전면이 계속 교정되거나 이동한다. 막과 그 아래 놓인 주머니가 변하며, 주머니를 나누는 막의 긴장도가 과도해지거나 지나치게 약해지기도 한다. 이에 따라 펌프작용이 빨라지거나 느려진다. 부드러움과 단호함 사이의 균형이 깨지거나 둘 다 변질되며, 단호함은 자신감, 화, 분노, 무서움으로 변한다. 부드러움은 슬픔, 비탄, 무기력, 절망감으로 변하며, 직립을 유지하는 관들의 통합성도 깨진다. 인체는 우선 침범에 대항하기 위해 단단해지고 경직된다. 그리고 내부에서 일어나는 열을 보호하기 위해 치밀해지고 압축된다. 그 다음 뼈가 더 이상 지지해주지 못하는 상황이 오면 주머니들을 부풀리고, 마침내 굴복하고 무너지거나 기능이 약해지는 단계까지 내몰린다. 이런 변화는 감정의 변화도 가져온다. 공격에 따른 부정적 스트레스는 공포, 분노, 두려움, 비통, 무기력, 상실감, 절망감, 우울감 등의 감정을 이끌어 낸다.

본 장에서 제시한 질문들은 다음과 같다. 감정적 상처는 직립자세에 어떤 영향을 미치는가? 놀람 반사는 어떻게 일어나는가? 지속적이고 극심해진 상처는 놀람 상태를 어떻게 더 극심하게 만드는가? 놀람 반사가 어떻게 스트레스 패턴으로 고착화되는가? 놀람 반사나 스트레스 패턴이 관, 막, 주머니, 횡격막, 맥박에 어떠한 영향을 주는가? 형태에 생기는 영구적인 변화는 어떻게 발생하는가? 형태의 변화가 어떻게 감정의 변화로 이어지는가?

상처, 놀람, 스트레스
insults, alarm, and stress

인간은 직립 자세에서 세상을 바라본다. 직립 자세로 서면 신체의 연약한 부위가 정면에 노출되는데, 이는 언제든 세상을 향해 나아가거나 세상으로부터 자신에게로 되돌아올 준비가 되어 있다는 표시이다. 상처는 일시적으로 놀람 반사를 불러일으키며, 스트레스로 고착될 수도 있다. 상처가 고착된 인간은 직립 자세로 바르게 서기도 힘들 뿐만 아니라 세상으로 향한 움직임도 방해를 받는다. 이런 상황에서 인체는 스스로를 방어하며 인간성을 지키고자 노력한다.

인간에게는 놀라게 하는 자극에 반응할 수 있도록 놀람 반사startle reflex가 프로그램 되어 있다. 자극이 지속되면 놀람 반사도 연속적으로 일어난다. 놀람 반사가 일어날 때, 처음엔 상황을 파악하기 위해 단호한 자세로 반응하지만, 그 다음엔 짜증 섞인 반응을 하고, 또 그 다음엔 화를 내고 회피하는 반응이 일어나다, 결국엔 포기하고 무너진다. 만일 첫 번째 반응에서 우리를 괴롭히던 상황이 사라지면 인체는 바로 안정성을 되찾는다. 그렇지 않은 경우, 첫 번째 반응은 두 번째 반응을 불러오고, 두 번째는 세 번째를 불러 오는 방식이 이어진다. 위협이 매우 심각한 경우, 첫 번째 반응을 건너뛰고 더욱 극단적 단계로 반응하기도 한다. 놀람 반사가 연속되어도 그 과정이 반드시 순서대로 또는 단계적으로 일어나지는 않는다. 한 단계 또는 몇 단계를 뛰어넘어 일어나기도 한다.

그림 60. 네 가지 놀람 반사. 시계 방향으로 나타난다. 이 네 가지 놀람 반사는 상황의 특성, 횟수, 강도에 따라 각각 다르게 나타난다. 중앙의 그림은 상처가 일어나기 전 정상 상태를 표현한다. 놀라서 즉각적으로 반응이 일어나면 상황을 파악하고 대항하며 몸을 세우고 더욱 똑바로 선다. 12시 방향의 그림은 행동할 준비 태세를 갖춘 모습이다. 3시 방향의 그림은 경직되고 조여지며 과신전되어 뒤로 물러나는 모습이다. 9시 방향의 그림은 전면으로 굽고 닫히며 끌어 당겨진 모습이다. 이는 자기 보호를 취한 자세이다. 6시 방향의 그림은 붕괴되고 안으로 무너진 모습이다. 이는 무의식적인 자세 또는 눈에 띄지 않으려는 자세이다.

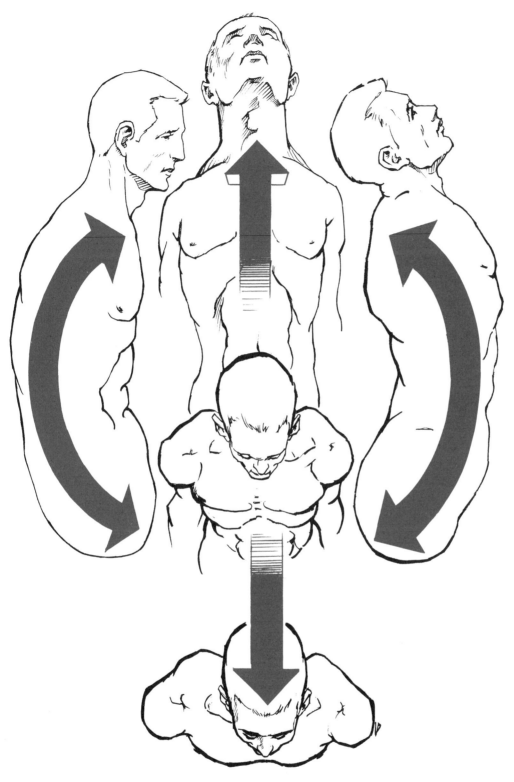

60. 네 가지 놀람 반사

놀람 반사는 응급상황에 대처하려는 유기체의 반응이다. 원래 놀람 반사는 일시적으로 일어나게 되어있고 위험이 지나가면 정상으로 되돌아와야 한다. 하지만 이 반사가 몸에 습관적으로 각인되면 상황이 바뀌어도 변화된 조직이 그대로 남게 되고, 다시 원래 조직으로 돌아가지 않은 채 소마 패턴으로 변하게 된다. 많은 사람들이 이해할 수 없는 위험 상황에서 보통 중간 강도의 경직 상태로 대처하는데, '스트레스'란 단어는 이러한 경직 상황이 지속됨을 가리키는 반면 '놀람'이란 단어는 일시적임을 암시한다. 본 장에서 보여주는 그림은 놀람 상황과 스트레스 상황에서 나타나는 역동성이 유기체적으로 비슷하다는 것을 보여준다. 놀람 반사는 미지의 자극에 대한 기본 반응이다. 그 자극이 고통스럽든, 즐겁든 마찬가지로, 인간은 낯선 자극이 가해지면 거기에 이끌려 주의를 모으게 된다. 이 때의 반응은 즉각적으로 주의를 모으거나 반대로 주의를 흐트러뜨리기도 한다. 그로 인해 내부 또는 외부에 있는 그 무언가가 변하면서 장부를 보호하려는 경향으로 이어진다.

놀람 반사는 상체에서 먼저 일어난다. 놀람 반사가 일어나는 첫 단계에서는 신체 경직과 척추의 신전, 혹은 과신전을 통한 아치 동작까지 일어난다. 신전 현상이 일어나면 척추 주변의 모든 신전근이 수축하는데, 이는 매우 역설적이다. 왜냐면 공포 상황에서 인체는 내부 장기를 보호하기 위해 앞으로 굽혀지거나 안으로 접히는 것이 보통이기 때문이다. 굴곡 동작이 일어나기 위해서는 척추 주변의 강력한 근육이 동원된다. 그런데 놀람의 첫 번째 반응에서 굴곡이 아닌 신전이 일어나는 이유는 자극을 고립시켜 온전히 놀란 상황에 집중하게 만들기 위해서다. 인간이 어떤 상황에 집중하기 위해서는 상체가 고정되거나 붙들려 있어야 한다. 따라서 놀람 반사의 첫 번째 단계는 마치 "정지!"라는 명령을 받은 상태로 묘사할 수 있다. 경고를 받아 모든 것이 멈춘 상태와 같다. 이 단계에서 척추 주변 근육은 뻣뻣해지고, 횡격막은 하강하며, 기도는 열리고, 폐는 조여진다.

놀람 반사가 시작되면 인체는 부드러운 경고를 받지만, 심각한 쇼크와 위협 상태에 이르면 점점 더 강하게 경직되고 마비상태에 이르기도 한다. 극심한 쇼크 상태에 놓인 사람은 근육, 척수, 폐의 움직임이 현저히 떨어지고, 눈의 초점은 상실되며, 체액

과 동맥의 혈액이 부분적으로 굳어버린다. 동물이 천적으로부터 공격받을 때도 이와 같은 현상이 일어난다.

놀람 반사의 초기 단계에서 원격수용기, 즉, 눈, 귀, 코와 같이 멀리 있는 곳의 정보를 받아들이는 수용기는 높은 수준의 경고를 보낸다. 어디에 위험이 있는지, 정체는 무엇이지, 연합이 필요한지 등을 확인하는 것이다. 하지만 연합 상대가 없는 신생아는 울음으로 도움을 청할 수밖에 없다. 놀람 반사 가장 마지막에 쇼크같은 극단적인 반응이 생기면 미세근육 뿐만 아니라 장부의 평활근도 경직되며, 마비 상태에까지 이르게 된다. 이런 상태가 되면 인간은 기절 또는 졸도해 쓰러진다. 마비 상태에서 혈압은 저하되고 장기는 표면에서 심부로 완전히 물러나며 가장 깊은 침체기로 퇴행한다. 극단적 쇼크가 일어나고 혈압이 저하되면 때론 사망에 이르기도 한다. 경직과 쇼크는 모두 극단적인 상태인데, 경직은 정도가 조금 약하며 쇼크는 좀 더 심한 상태이다. 이 둘 사이에 다양한 상태들이 존재한다.

놀람 반사는 인체의 능력에 기반을 두는데, 맥박을 멈추고, 인체 내부 공간을 분할하고, 특정 반응을 끌어내도록 신체 내 모든 막들을 총 동원한다. 놀람 반사는 다음과 같은 변화에 관여한다.

a) 근육 조직과 자세 변화

b) 횡격막의 형태 변화

c) 체벽의 강화와 약화

d) 주머니 간 고립 증가

e) 중력선 내의 신체 관계 변화

f) 감각, 감정, 사고의 변화

그림61. 살핌, 주의 – 놀람 반사의 초기 단계이다.
이 단계에서는 현재 활동을 억제하고, 경계하고, 조
사하고, 감각을 깨우고, 살피고, 무엇이 있는지 찾
는다. 상처를 받은 인간은 경계심을 높이고 주의를
모으며 행동할 준비를 한다. 이때 약한 흥분상태가
된다. 하지만 이를 부정적 상태라고 볼 필요는 없
다. 배우, 연설가, 운동선수, 학생에겐 살핌, 주의
단계가 기본적인 패턴으로 활용된다. 경쟁 상황에
서 좋은 성과를 염원하는 상태이기 때문이다. 살핌
과 주의 반응은 정상 상태를 조금 벗어났을 때 나타
나며 흥분과 경계심이 일어나지만 공포나 투쟁은
없는 상태이다. 투쟁이 없는 경계 상태는 흔치 않
다. 왜냐면 흥분감은 싸우거나 도망칠 때 사용되는
근육을 작동시키기 때문이다. 이때 인체 기관은 예
민해지거나 뻣뻣해지며 골반으로부터 살짝 긴장이
생긴다. 이 상황에선 흥분성 신체 활동이 증가하고
근육 긴장도는 높아진다. 몸 안의 주머니 구조는 팽
창하고 장기의 운동성은 증가하며, 복강은 살짝 압
박되고, 흉강과 뇌강은 부풀어 오르며, 연동운동이
증가한다. 더하여 골격근은 경계 상황에 대비하기
위해 몸을 위로 끌어올리는데, 입은 닫히고, 콧구멍
은 벌름거리며, 눈이 커지고, 머리는 고정되며, 손
은 벌릴 준비를 하고, 팔을 굽으며, 늑간이 벌어지
며, 가슴이 올라가고, 다리는 살짝 경직된다. 신체
외벽은 줄어들어 압축되지만 내부 공간은 그대로
유지된다. 이 상태에서는 뇌가 흥분하여 주의가 자
유로이 흐르게 되는데, 이는 유기체의 지지 기반을
보호하려는 생명 반응이다.

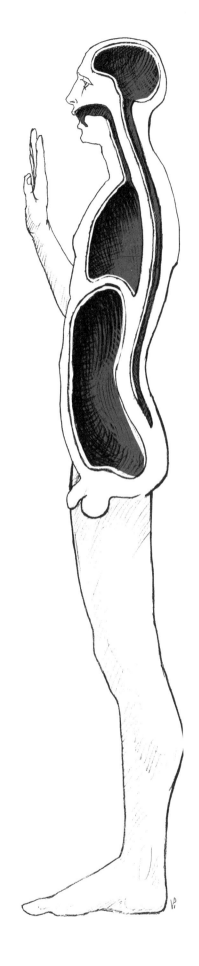

61. 살핌, 주의

그림 62. 조임, 거부, 자존심. 부정적 스트레스는 여기서 비롯된다. 흉강이 팽창하면 복강은 압축되며, 횡격막은 하강하고, 관은 좁아진다. 흉곽은 상승하고 들썩거리며, 내장은 조여지고 감각은 대상에게 집중된다. 그 결과 인체 구조물은 더욱 조여진다. 흥분은 격렬해지고 장기의 맥박은 빨라지는데, 이때 장기는 골반 위로 들어올려진다. 이런 상태를 말로 표현하면 "다가오지 마시오. 안 그러면 공격할 것이오.", 또는 "접근 금지"가 된다. 이때의 자세는 손바닥을 펼치고 주먹을 쥔 상태로 공격 의사를 표시하는 형태가 된다. 엄포를 놓을 땐 몸을 크게 부풀리는데, 이 때는 골반강abdominal-pelvic cavity 압력이 증가하고 가슴과 머리 쪽으로 조이는 힘이 올라온다. 맥박은 가슴에서 크고 높게 뛰고, 내장에서는 작아지며, 팔, 다리, 발, 근육은 수축한다. 또한 상대를 밀어낼 준비, 치고 도망갈 준비를 하며 몸을 조인다. 이는 대상에게 반감을 표시하고 영역을 지키려는 자세이다.

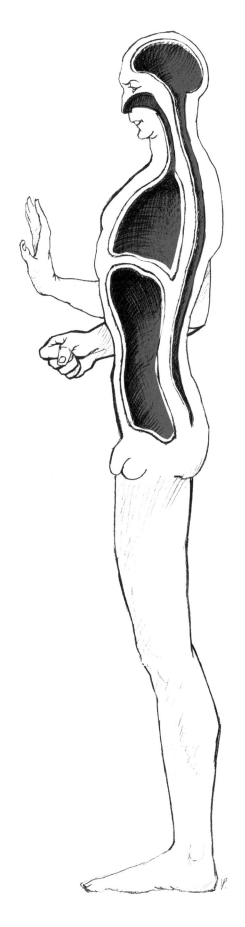

62. 조임, 거부, 자존심

그림 63. 경직, 혐오, 공포. 놀람 반사가 이 지점까지 이르면, 몸은 정면을 바라보고 상대를 대면하는데, 이는 세상을 향하려는 자세에서 비롯된다. 이 자세에서 신체는 팽창하고, 경계하고, 길어지고, 예민해진다. 또 공격으로부터 도망칠 준비를 취하는 혐오 반응이 시작되는 지점이기도 하다. 신체는 정면으로 대응할지, 공처럼 몸을 동그랗게 말아 회피할지, 고민하며 갈등하는 상황에 놓인다. 복벽과 내장이 압축되면서 혈액으로 가득찬 머리 방향으로 이동되는 상황에서 인체는 동그랗게 말리며 방어태세에 돌입하는 것이다. 또 입과 손은 꽉 다물고, 몸은 땅에서 들어 올려지며, 머리와 흉강은 크게 팽창한다. 더불어 손과 가슴의 운동성이 증가하며, 장기의 운동성과 혈류는 감소한다. 골반과 발은 크게 당겨 올라가면서 몸 전체의 흥분성은 가속된다. 체내의 관들은 조여들고 얼어붙어 고체화되는데, 이 상황은, "가시오. 아니면 내가 갑니다."라는 메시지를 담고 있다. 주변 상황이나 상대를 조절할 능력을 잃은 상태이며, 오도 가도 못 한 채, 피하고 싶지만 상황에 머물러 있어서, 신체 조직의 해체가 일어나는 순간이기도 하다.

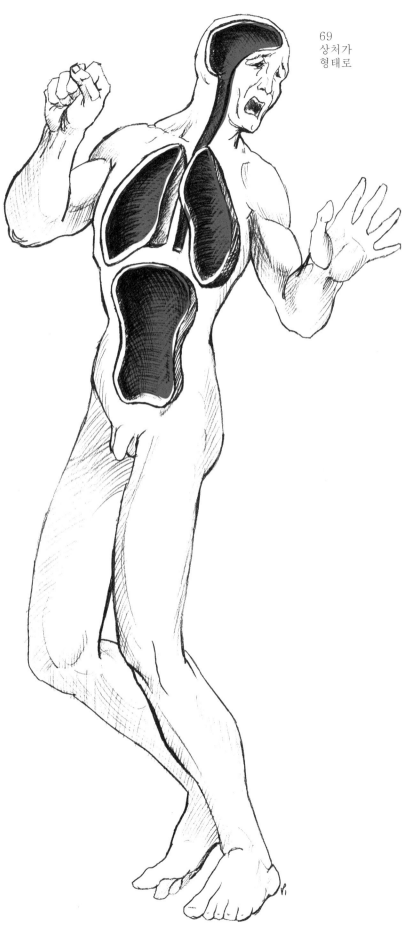

63. 경직, 혐오, 공포

그림 64. 조임과 경련. 압축, 경련, 고체화가 시작된다. 얼어 붙은 신체는 위를 향해 뻗은 채 움직이지 못하고 아무 것도 할 수 없게 된다. "위협하지 않겠음. 움직이지 않겠음. 내 영역을 포기하지 않겠음"이라는 뜻을 표현한다. 이 단계에서는 절망감이 일어나는데, 두강은 좁아지고, 가슴은 커진 채 잠겨 있으며, 내장은 경련되어 움직일 수 없고, 골반은 위로 당겨 올라간다. 또 횡격막이 잠겨 날숨을 뱉어내지 못하고, 흉부는 들숨을 채운 채 잠겨있으며, 흥분이 감소한다. 두강과 척수관은 압축되어 있고, 머리가 뒤로 당겨지며, 목과 비강이 수축되어 머리쪽 맥박이 제한을 받는다. 손도 고정되어 굴복을 표시하는데, 동작을 멈추고 굳어있다. 접근하지 않겠다는 신호를 보이는 것이다. 흥분감보다는 정지된 동작들이 많이 일어나며, 패닉과 울음으로 붕괴하기 시작하는 단계이다.

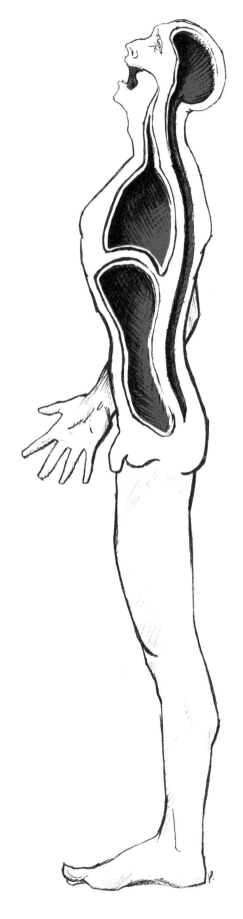

64. 조임과 경련

그림 65. 회피, 굴복. 해체, 하강, 패배가 시작된다. 신체는 지쳐서 싸울 수 없는 상태이다. 투사와 같이 당당한 태세는 복강을 향해 아래로 후퇴한다. 흉강과 두강의 맥박이 느려지는 동안 복강은 팽창하며 흉부의 압력은 작아진다. 횡격막은 하강하고 흉곽이 붕괴되는데 관은 약해지고 늘어진다. 주머니들은 활력을 잃고 불규칙적이고 지지하는 힘도 감소한다. 두강, 흉강, 식도는 아래로 늘어지고 복벽 전면이 무너진다. 복벽이 약해져서 늘어나면서 흥분도 약해져, 더 이상의 희망이나 도움, 지지, 응원, 접촉을 기대하지 않는 상태가 된다. 굴복의 상태로 침체되는 단계이다. 그림 65는 "항복한다. 굴복한다. 위축한다"라는 메세지를 표현하는 자세이다.

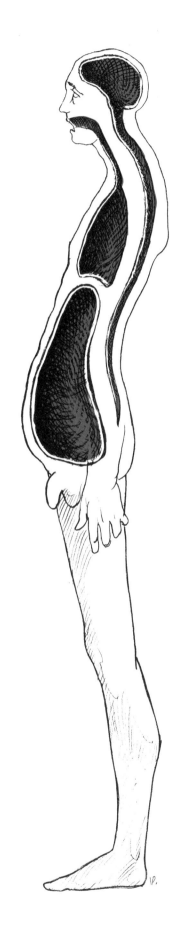

65. 회피, 굴복

그림 66. 붕괴, 패배, 체념. 복부와 뇌의 장기는 늘어지지만 입과 소화기는 경직되는 모습을 볼 수 있다. 복강은 무너지거나 불룩 튀어나오며, 흉부가 꺼지는 데 횡격막이 날숨에도 평평해지는 모순되는 상태가 일어난다. 피로감에 흥분이 거의 일어나지 않는 대신 냉담함, 체념, 자신감 부족이 생긴다. 또 호흡은 가슴을 쉽게 움직일 수 없어 복부로만 하게 된다. 불룩 튀어나온 복부는 장기의 맥박과 연동운동이 저하되어 있음을 의미한다. 다리 전방으로 조임이 일어나는 것도 붕괴로 넘어가고 있음을 나타낸다. 머리, 척추, 식도, 혀도 복부 장기가 밀려 나감에 따라 당겨 내려간다. 장기는 부풀면서 받치는 힘을 제공한다. 이 자세에서는 체념하고 좌절하며 냉담함과 패배감, 두려움, 절망감에 젖는다. "숨는다. 물러난다. 존재하지 않는다"라는 감정적인 의사 표시가 드러나는 자세이다.

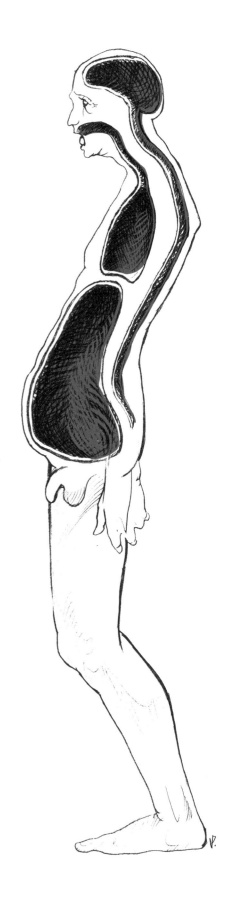

66. 붕괴, 패배, 체념

그림 67. 겁에 질림, 극심한 놀람. 놀람 반사의 연속적인 양상은 아니지만 심각한 쇼크상태로 급작스럽게 나타나는 자세이다. 이를 모로 반사Morro reflex라 한다. 이 반사는 아이들에게서 가끔 나타나는데, 순간적으로 위축되고 분열되며 마치 신체가 산산이 부서져 날라가는 듯한 현상을 보인다. 두강, 흉강, 구강, 복강 등 모든 공간이 순식간에 좁아들며 운동성은 최소로 떨어진다. 모든 활동이 얼어붙는 상태이다. 사지는 경직되는데, 호흡은 날숨고정인 상태로 남아있게 된다. 혼수상태로 넘어가기도 한다.

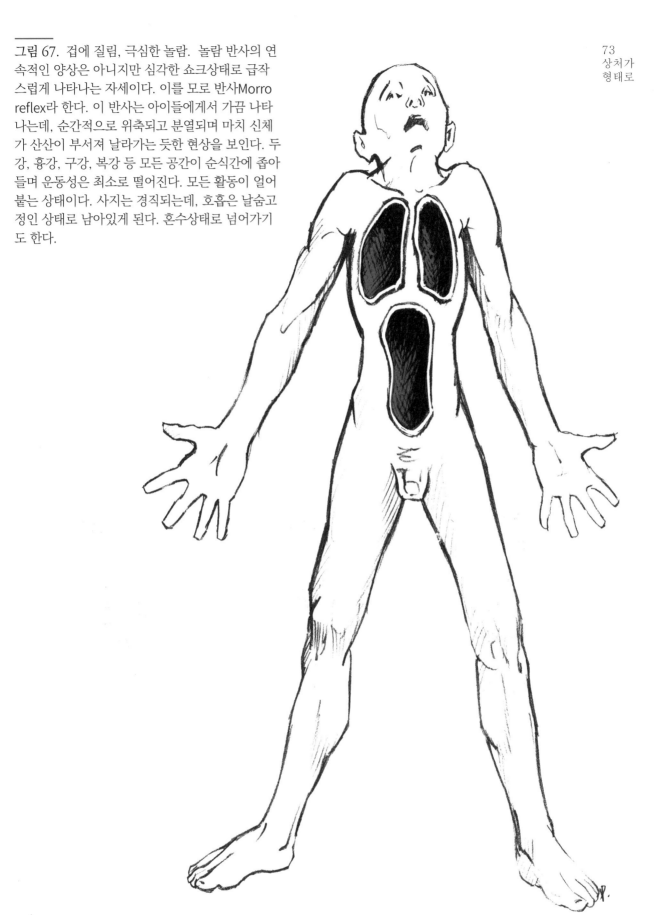

67. 겁에 질림, 극심한 놀람

그림 68. 놀람 반사의 연속적 반응. 아래 그림은 분절들이 점차적으로 경직되고 주머니들이 압박받는 놀람/스트레스의 연속 반응을 보여준다. 심부의 가로무늬근육이 지지하는 대신 내장의 평활근이 수축하여 그 기능을 대신하고 있는데, 결국 심부의 신경관이 마비되고 무감각해진다. 놀람/스트레스의 순서는 먼저 신체가 위로 올라가는데, 상반신이 하반신으로부터 분리되듯 복강이 가슴과 횡격막, 목, 뇌의 방향으로 올라간다. 이러한 분리로 인해 후에 실제 분절이 나뉘게 되는데, 하나의 유기체인 신체가 상부와 하부로 갈라지게 되는 것이다. 이는 내적, 외적 공포 둘 다 원인이 된다. 자신으로부터 회피하거나 상대로부터 도망치고자 하는데, 몸이 한 번에 두 가지 방향으로 움직일 수 없다면, 제자리에 멈추어 도망가라는 지시를 받은 상황에서, 분열하게 된다. 결과적으로 근육이 반대방향으로 당겨진다. 혹은 심하게 압박받게 되면서 생명력 있는 공간은 적어지고 채우고 팽창하는 기능도 사라져서 1차원적인 신체가 된다. 그러나 깊은 곳엔 뻗고자 하는

욕구가 남아 있어서 또다시 직립과 붕괴 사이에서 치열하게 고군분투한다.

놀람 반사는 보통 점진적으로 일어난다. 도망에 실패하거나 반대로 더욱 강해진다 해도 그 연속성을 따라가게 된다. 그러나 상처가 초기에 격렬하게 느껴졌다면 살핌의 첫 단계를 건너뛰고 무력함과 쇼크상태로 넘어가기도 한다. 놀람 반사는 기계적으로 일어나는 것이 아니라 복잡하고 개별적으로 일어난다.

놀람 또는 스트레스 반사는 갈등 상태이다. 이러한 갈등 상태에서 신체의 특정 부위는 신장하려 하지만 다른 곳에선 경직되고 조여진다. 붕괴 자체가 또 하나의 상처가 되기도 한다. 인간은 위협과 상처에 화를 내기도 하지만 화를 내는 그 자체가 더 깊은 폭력으로 느껴져 바로 회피나 붕괴 단계로 넘어갈 수도 있다. 놀람 반사는 단순하지 않다. 한 번에 두 가지 패턴이 동시에 일어날 수도 있다. 그

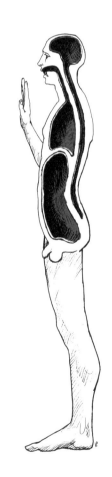
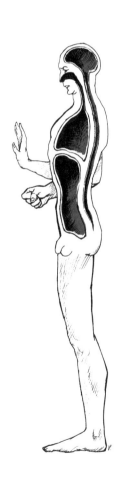
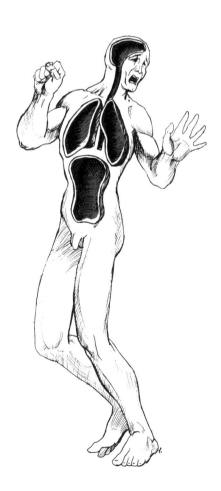

림 68.은 놀람 판사 패턴과 스트레스 패턴의 두 가지 현상을 보여준다. 앞 부분은 일시적인 응급상황에 대처하는 모습이다. 이 후는 지속되고, 극심해지며, 고체화되면서 놀람 반응이 스트레스 상태로 넘어가는 과정을 보여주고 있다. 놀람/스트레스의 연속 과정을 보면 두 가지 과정이 뚜렷하게 나타난다. 놀람 반사 과정의 전반부에 해당 하는 그림 61, 62, 63은 팽창, 신장, 외부 이동, 수축, 압축, 내부 이동 등으로 자세가 확장되는 것을 볼 수 있다. 이 자세에서는 신장되고 스트레칭 되어 고착된 몸에 스트레스가 쌓이게 된다. 놀람 반사 과정의 후반부에 해당하는 그림 64, 65, 66은 자세는 수축된 몸을 보여준다. 몸이 단축되어 고착 현상이 불가피 해진다. 이는 다른 종류의 스트레스를 야기시키는 자세이다.

이런 소마 패턴엔 깊은 자기인식self-perception 과정이 반영되어 있다. 세상을 느끼고 이해하는 방식이 몸에 각인된 것이다. 이는 단순한 기계적 과정, 그 이상의 것이며, 지적인 형태의 자기조절self-regulation 연속 과정이다. 이 패턴들은 막과 관에서 일어나며 몸 전체에 영향을 미친다. 이 과정에서 전신의 근육과 장기는 단순히 수축하는 것이 아니라 배열에 맞춰 구조화된다. 이렇게 구조화된 몸은 인간이 세상과 자기 자신을 인식하는 방식을 드러내주고, 결국 세상이 우리를 인식하는 방식을 보여주기도 한다. 한 사람을 이해하기 위해서는 그 사람이 어떤 놀람/스트레스 반사 형태가 지배적인가를 살펴봐야 하며, 여기에 또다른 복잡한 것이 섞여 있는지, 그의 신체 구조가 어떻게 소마적, 감정적으로 영향을 받았는지, 그 패턴이 어떤 자아상self-vision, 자기인식self-perception, 그리고 자기이미지self-image를 불러일으켰는지 확인해 봐야 한다.

68. 놀람과 스트레스의 연속: 자기 주장에서 패배까지

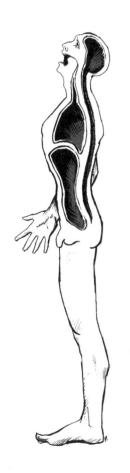
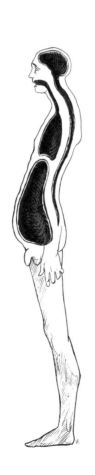
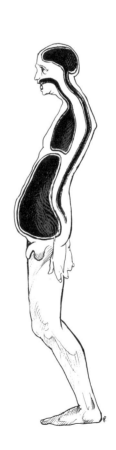

조임과 풀림: 스트레스의 각인
overbound and underbound: the embodying of the stress experience

지속적인 자극을 만들어내는 손상을 당하면 생기면 인체는 두 가지 중 하나의 방법으로 이를 극복한다. 하나는 저항하는 방법이고, 다른 하나는 항복하는 방법이다. 저항은 신체가 공격을 이겨내어 물리치는 반응이며, 항복은 신체가 굴복하며 상처를 받아들이고 기능이 낮은 단계로 물러서는 반응이다. 신체가 저항하면 고체화 되는데, 이때에 조직은 경직되고 조여들며, 형태, 구조, 공간이 더욱 갖추어지면서 고체화된 신체는 과도한 조임 상태가 되기도 한다. 항복하는 신체는 부드럽게 휘며 좀 더 액화 된다. 이때엔 몸의 형태, 구조, 공간이 무너지고 액화된 신체는 풀림 상태가 된다.

운동성과 맥박은 관, 막, 주머니, 횡격막과 깊게 연관되어 있는데, 이들의 긴장도 또는 운동성이 좋으면 신체적으로나 감정적으로 활력을 띤다. 놀람과 스트레스 반사는 운동성과 맥박을 억제시킨다. 맥박의 패턴을 유지할 것인가, 속도를 높이거나 늦출 것인가의 사이에서 인체는 갈등을 일으킨다. 맥박의 속도를 높이거나 늦추기 위해서는 관, 막, 주머니들의 팽창-수축 주기가 변해야 한다. 이때 맥박이란 팽창과 수축의 연속을 가리킨다. 관, 막, 주머니 그리고 횡격막에 의해 팽창과 수축의 범위가 결정한다. 여기엔 정상 범위가 있고 일시적인 응급 범위가 있다. 예를 들어 우리가 운동을 하면 심장은 빨리 뛴다. 그러다 운동을 멈추면 심장은 정상 속도로 돌아온다. 스트레스 상황에서 심장 박동은 응급 범위 어딘가에 고정되어 흥분되어 있거나 억제되어 있다. 맥박은 관, 막, 주머니, 횡격막의 상호작용에

관여하기 때문에 맥박이 빨라지거나 느려지면 신체 전체가 영향을 받는다. 따라서 오래도록 스트레스 상황이 지속되면 장기와 층의 형태, 기능에 영구적인 변화가 발생한다.

놀람/스트레스는 팽창과 수축의 기본 성향을 확대시킨다. 놀람/스트레스 반응의 처음 세 가지 자세는 정상적인 팽창과 내부, 외부를 향한 신체 이동이 더 확대된 것이다. 나중 세 가지 자세는 정상적인 수축과 내부, 외부를 향한 신체 이동이 더 뒤틀린 것에 해당된다. 이러한 팽창과 수축의 주기가 고정, 정지되면 소마 형태가 과하게 조여지거나 풀린 상태가 된다.

조임overbound은 스트레스의 연속 반응에서 전반부, 즉 처음 조임과 경직이 나타난 다음 압박과 압축이 일어난 상태를 말한다. 스트레스에 대항에 처음으로 일어나는 반응이 고체화 되는 현상이다. 형태를 더 갖추기 위해서는 더 조여져야 하기 때문이다. 하지만 조임 현상이 일어나게 되면 운동성과 투과성permeability이 저하되고 신체는 약화된다. 또 흥분은 점차 가라 앉고 맥박과 연동운동은 동면 상태가 된다.

풀림underbound은 스트레스 연속 반응에서 후반부, 즉 상황에 대항에 부풀어 오르다가 내부를 향해 무너진 상태를 말한다. 풀림 상태에서 인체 구조는 좀 더 액화 된다. 이는 인체가 스트레스에 대처하기 위해 형태, 즉 구조를 무너뜨린 결과이다. 풀림 현상이 일어나면 운동성과 투과성은 높아지지만 신체 밀도가 낮아지고, 흥분은 빠져 나간다. 맥박은 불규칙적이고 종잡을 수 없게 되며, 집중력과 억제력은 부족해진다.

그림 69. 벨트belt: 맥박을 조절한다. 파이프에 밸브가 달려 있어서 역류를 막거나 잘 흘러가게 조절하듯, 인체에도 좁아진 부위가 있어서 흐름이 빨라지면 이를 느려지도록 조절하게 된다. 인체에 있는 벨트는 이러한 밸브 기능을 확대, 감소시키며 인체 내부의 유속을 높이거나 낮춘다.

신체는 스트레스에 반응하여 압력을 높이거나 낮출 수 있다. 압력은 동시에 일어나는 두 가지 상황에 개입하면서 변동한다. 즉, 막이 고체화되거나 액체화 될 때 변동하거나, 주머니끼리 달라붙거나 떨어질 때에도 변동한다. 막과 주머니에 일어나는 이러한 변화는 횡격막 기능에 영향을 주어 맥박도 변하게 한다. 횡격막은 가장 큰 배출구이자 입구이고 교차지점이다. 따라서 이곳에서 유입, 배출, 통과, 하강, 상승 현상이 일어난다. 벨트는 신체 둘레를 따라 일어나는 갈등 상황과 내부 공간의 뒤틀림이 어떻게 일어나는지 보여준다. 억제와 압박이 일어나는 곳과 아닌 곳을 보여주고, 압력이 조절되는 지점과 분절의 특성이 어떻게 일어나는지도 보여준다. 예를 들어, 어떤 사람은 머리와 가슴의 구별이 안될 만큼 목이 당겨져 있다. 또 누군가는 복부와 골반 사이에서 허리가 잘록하게 구분되어 있다. 인체 주머니에 벨트를 통한 최소한의 수축도 없다면 구성물은 흘러 내리게 된다. 그림 69는 신체 둘레의 벨트가 조여지면 맥박이 증가하고, 벨트가 느슨해지면 맥박이 떨어지는 현상을 보여준다. 어떤 벨트는 조여지고 어떤 벨트는 느슨해진다면 이때 맥박은 불규칙해진다.

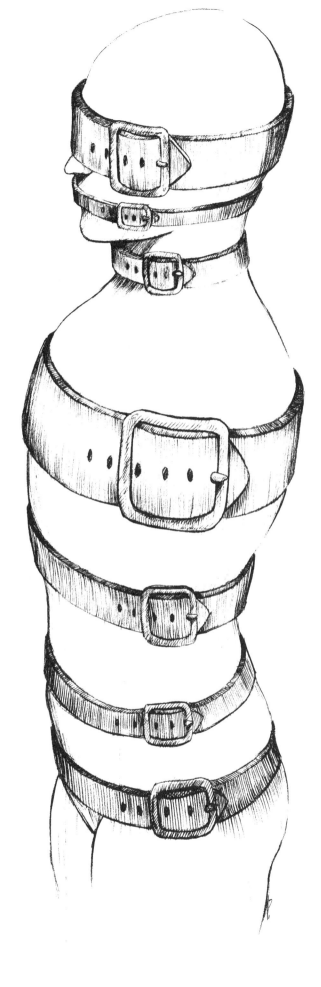

69. 벨트: 맥박 조절기

그림 70. 과도 흥분과 흥분 저하 over and under arousal. 스트레스에 대한 반응이 고정되면 장기의 형태와 운동성이 왜곡된다. 이에 따라 몸의 움직임과 감정 패턴도 영향을 받는다. 압력은 근막으로 조절되는데, 근막의 역할은 마치 주머니들 사이에서 횡격막이 하는 역할과 비슷하다. 각각의 주머니들엔 외벽과 천장, 바닥이 있다. 이들은 모두 함께 횡격막처럼 펌프작용을 한다. 모든 주머니들이 함께 팽창하고 수축하면서 인체의 기본적인 운동성과 표준을 만들어 낸다. 이렇게 팽창하고 수축되는 맥박의 향연은 흥분과 억제를 오가며 아코디언처럼 확장, 수축, 팽창, 축소된다. 스트레스 패턴이 고정되면 맥박의 아코디언은 그 움직임을 잃고 격하게 흥분하거나 흥분이 저하된 채 잠겨버린다. 그림 70은 맥박이 왜곡된 두 가지 형태를 묘사하고 있다. 왼쪽이 과도한 조임 상태이고 오른쪽이 풀림 상태이다. 조임 상태에선 맥박이 빨라지고 풀림 상태에선 맥박이 늘려진다. 장기가 과도하게 확장되거나 과도하게 수축되어도 맥박이 변한다. 조임은 과하게 확장된 상태이고, 풀림은 과하게 수축된 상태이다. 풀림 상태에서는 팽창된 부위는 과하게 확장되고, 붕괴된 부위는 과하게 수축된다. 그림 70은 이런 패턴이 층층이 쌓여 있음을 보여준다. 근육 기관과 내장기관 둘 다 이러한 현상에 관여한다. 풀림과 조임 패턴은 근육과 내장 두 층 모두에 존재한다. 예를 들어, 하나의 경직된 층은 또 다른 경직된 층을 싸고, 붕괴된 층은 또 다른 붕괴 층 위에 존재한다. 그러나 다른 패턴이 교차되어 쌓이는 경우도 있다. 신체 중앙 부분은 경직되어 있만 내부는 붕괴되었고, 중앙 부분이 붕괴되었지만 내부는 경직될 수도 있다.

막과 주머니는 맥박의 변화와 관계가 깊다. 맥박이 빨라지면 막은 단단해지고 주머니들은 서로 가까워진다. 신체가 고정되면 맥박은 더욱 빨라지고 따라서 막도 더욱 단단해져 패턴은 더욱 심하게 진행된다. 맥박이 느려진 경우도 똑 같은 방식으로 진행된다. 맥박이 느려지면 막은 액화 되고 주머니들은 분리된다. 본 장에서는 주머니, 근육, 흥분이 가속된 관, 흥분이 저하된 관들이 어떤 영향을 받는지 계속적으로 보여주고 있다.

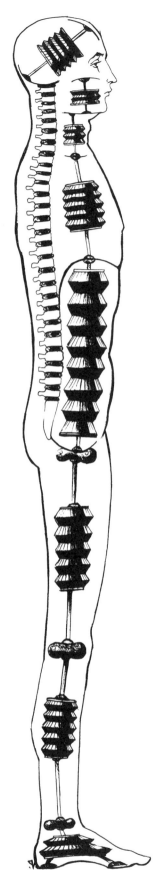

70. 맥박 기능장애: 전신적 또는 국소적 모형.

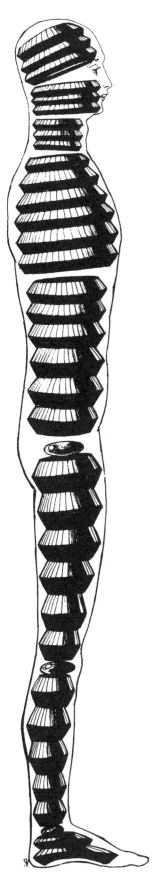

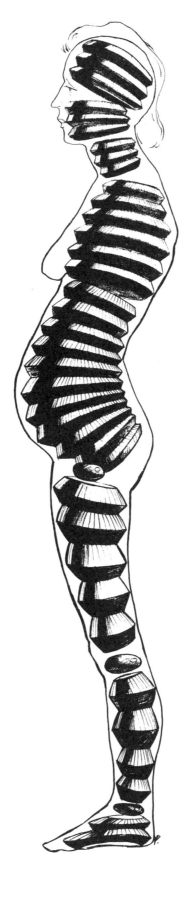

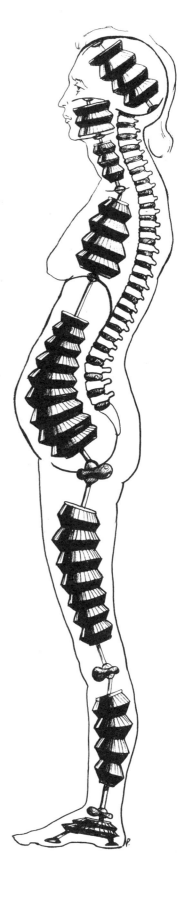

조임overbound

풀림underbound

그림 71. 억제, 조임, 풀림 상태의 주머니. 가장 큰 주머니들 즉, 머리, 가슴, 골반을 가로로 자른 단면을 보여주는 그림이다. 세 개의 관 즉, 피부 또는 외부 관, 근육 또는 중간 관, 내장이 담긴 내부 관들의 연결도 함께 보인다. 이 그림은 조임과 풀림이 내부 장기와 관에 미치는 영향을 보여준다.

외벽뿐 아니라 내부 장기와 주머니들의 관계까지 틀어지는 게 보인다. 구조가 조여지고, 경직되고, 치밀한 사람은 두개천장cranial vault이 꽉 차 있다. 이런 사람들의 외벽은 두껍고 내부는 침범되어 있다. 내부 관의 공간은 좁아져 있으며 식도와 대동맥, 심장, 항문-요도의 입구와 출구도 마찬가지이다. 이렇게 공간이 좁아들면 내부 압력이 높아진다. 이는 꽉 잡혀 있거나 막혀 있는 느낌을 불러일으킨다. 이런 상태에서는 외벽의 유연성도 감소하며, 흥분은 사라지고 맥박은 멈추고, 연동운동은 격해지지만 편편해진다. 여기 보이는 세 개의 층 모두 이러한 복잡한 과정에 연관되어 있다. 그러나 외부 층이나 내부 층 중 하나만 조여질 때도 있다.

풀림 상태 즉 팽창되었거나 붕괴된 구조에서는 외벽이 얇아진다. 근육의 지지가 없이는 내부 기관과 공간은 스스로 지탱할 수 없으므로 밖으로 퍼지거나 안으로 붕괴한다. 또 괄약근의 긴장도가 사라진다. 따라서 내부 구조물들이 부풀어오르거나 탈출하는 현상이 발생한다. 심장과 폐는 체액으로 팽창하는데, 입구와 출구, 막과 주머니가 눈에 띄게 확장된다. 지지력을 잃어 연동운동이 타격을 받기도 하며, 흥분은 감소하고 느릿해져 방향도 잃고 퍼져버린다. 신체는 막으로 층층이 쌓인 구조이기 때문에 내부 보상작용에 의해 근막도 똑같이 경직되어 팽창될 수 있다.

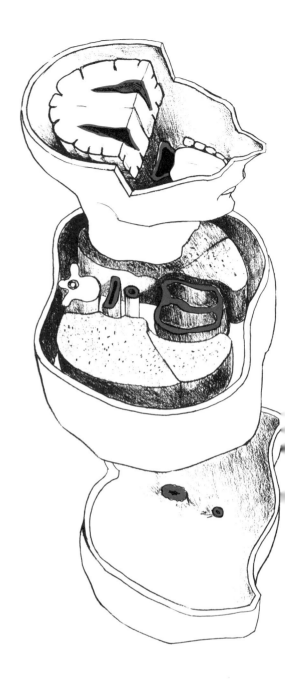

억제contained

71. 억제, 조임, 풀림을 보여주는 주머니들 비교

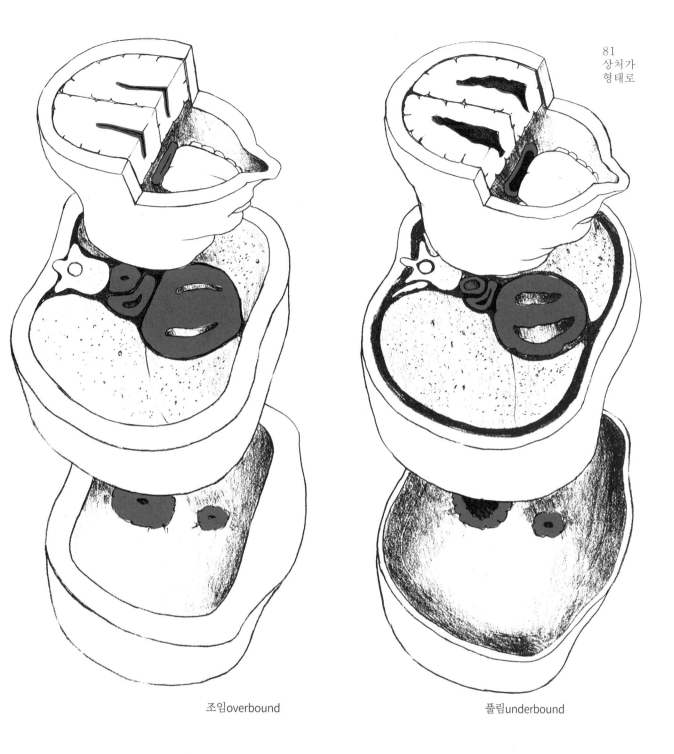

조임overbound   풀림underbound

그림 72. 근육의 톤. 정상, 조임, 풀림으로 구분할 수 있다. 근육의 가장 중요한 기능은 내부의 영역과 공간을 나누기 위해 장력을 만드는 일이다. 정상, 혹은 독립된 근육은 탄력이 있고 확장과 수축이 완전한 범위로 일어난다. 유연성과 탄성회복성 resilience이 있는 근육은 탄탄하지만 부드럽게 느껴진다.

조임 상태의 근육은 저항감이 과도하여 매우 단단하다. 근육이 경직되면 짧아지거나 경련이 일어나며 좁아지고 조여 들며, 때론 밧줄이나 매듭처럼 변한다. 근육이 과도하게 팽창되면 수축도 정상적으로 이뤄지지 않는다. 조여진 근육은 마치 팽팽한 쇠줄처럼 경직된다. 조임 상태에서 나타나는 또 다른 현상은 밀도density 증가이다. 밀도가 증가된 근육은 두꺼워지고 압축된다. 이런 근육은 마치 선박에 달린 밧줄처럼, 더 이상 압축되지 못할 정도로 두꺼워지며 정상적으로 신장되지 못한다. 두 가지 경우 모두 근육 비대hypertrophy, 과사용과 같은 만성적인 증상을 반영한다.

근육이 풀림 상태이면 지지감이 현저히 줄어든다. 이렇게 비대해진 근육은 구역을 나누는 기능을 약화시켜 내용물이 부풀어 오르게 하거나 새어나가게 한다. 풀려서 팽창된 근육은 물에 젖은 솜과 비슷하다. 마치 물, 지방, 공기로 꽉 찬 것처럼 근육이 붓는다. 이런 근육도 내부에 맥박은 있지만 근육 톤은 부족하다. 또한 압력에 대한 저항도 거의 없다. 약하거나 붕괴된 근육은 액체가 거의 없다. 마치 말라 붙어서 좁아지고, 구멍이 많으며 작고 딱딱해진 물질과 같다. 이런 근육은 필요한 물질들이 부족해 마치 부서질 것 같은 느낌을 준다. 붕괴된 근육은 쇠약하고 위축되어 있다. 팽창되어 비대해진 근육과 붕괴된 근육은 둘 다 확장과 수축 기능을 정상적으로 하지 못한다. 이들은 영양 장애hypotrophy, 형성저하hypoplasia를 반영하는데, 이는 조직 발달이 완전치 않거나 기능이 저하되었음을 뜻한다.

경직되고 응축된 근육은 펌프 작용에 방해를 준다. 경직된 근육은 수축이 어렵고, 응축된 근육은 팽창이 어렵다. 이런 근육을 지닌 신체는 유연성을 잃고 만다. 팽창되거나 붕괴되어 근육이 풀림 상태가 되면 공간을 구분 짓지 못해 압력을 만들지 못하고 내용물을 담지도 못한다. 결국 장기는 새어 나가거나 무너진다.

72. 근육 톤

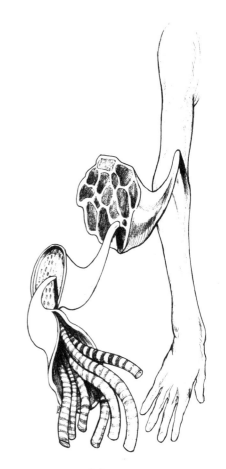

붕괴Collapsed

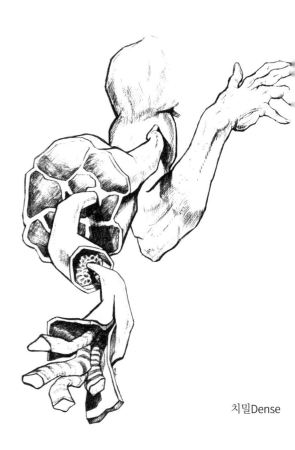

치밀Dense

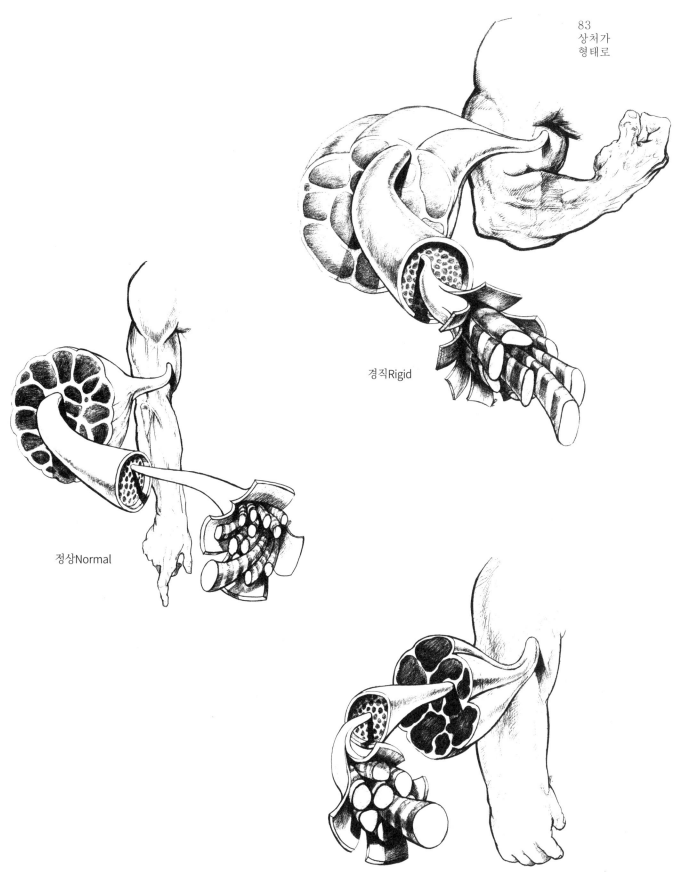

경직Rigid

정상Normal

팽창swollen

그림 73. 조임 또는 풀림 상태의 관. 인체는 기관끼리 서로 연결되어 있는데, 영양기관은 근육기관과 신경기관에 둘러싸여있다. 이러한 연결성 때문에 스트레스 패턴이 지속되어 한 기관이 뒤틀리면 다른 모든 기관에도 영향이 미친다. 경직된 근육기관은 좁아지고, 각이 지며, 조여지고, 밧줄처럼 딱딱해져 길게 변하며, 관 벽은 뻣뻣해진다. 유연성이나 탄성도 없어진다. 응축된 관은 압축된다. 따라서 내부 공간은 조직이 파열되어 안으로 소멸되어간다. 이 때 수직으로도 외부의 후면으로도 압축이 생

기며, 관 벽도 두꺼워진다. 그리고 탄성과 유연성도 떨어진다. 예를 들어 근육의 경우 압축이 심해지면 혈관이 터지기도 한다. 팽창된 관은 안에서 밖으로 확장하면서 부풀며, 관 벽은 너무 유연해진다. 이런 관은 벽이 약하고 얇다 보니 탄성도 거의 없으며, 담는 기능이 떨어져 내용물들이 주변으로 흘러 넘친다. 붕괴된 관은 구조가 쇠약해 중간 층에서 받쳐주는 힘이 없기 때문에 공간이 안으로 가라 앉아버린다. 붕괴된 관은 전체적으로 약해서 직립을 받쳐줄 힘이 없으며, 유연성과 탄성은 최소 수준이다.

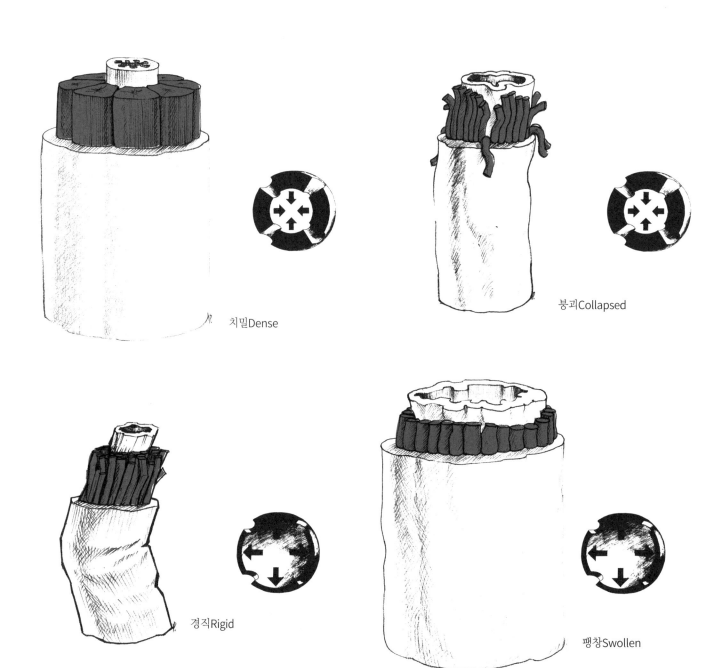

치밀Dense

붕괴Collapsed

경직Rigid

팽창Swollen

73. 조여져 있거나 풀려 있는 관

그림 74. 심근과 평활근 내부의 관. 관은 서로 서로에게 여향을 미친다. 따라서 관 하나에 뒤틀림이 오면 가까이 있는 다른 관에도 충격이 간다. 예를 들어 근육과 뼈의 관이 신체를 지탱하지 못하면 평활근 관에 압력이 가해지면서 그 지지 기능을 대신한다. 내부 관과 장기들은 근육의 조임 상태와 풀림 상태에 따라 영향을 받는다. 심장과 평활근 내부의 관은 구멍이기 때문에 음식과 공기 그리고 혈액이 지나가는 통로와 공간이 되며, 이들 심근과 평활근의 변화에 따라 식도, 내장, 기관지, 대동맥, 미주신경의 내부로 지나가는 내용물들이 영향을 받는다. 근육이 경직되면 이런 구멍들은 경련이 일어나며 좁아진다. 응축 구조에서는 체벽이 두꺼워져 구멍을 안으로 조이게 되는데, 이때 근육은 저항하는 힘을 내지 못한다. 또 내부 관은 부풀고 커지는데, 여러 관 안에 있는 내부 공간은 형태를 잃고 차이도 없어진다. 붕괴 구조에서는 체벽이 파열되며 부서지고 형태를 잃는다. 이때 공간은 형태를 잃고 안으로 접혀져 더 이상 열려있지 못한다. 따라서 외부 관의 압력이 증가 또는 감소되면서 내부 관과 내용물의 흐름도 영향을 받는다.

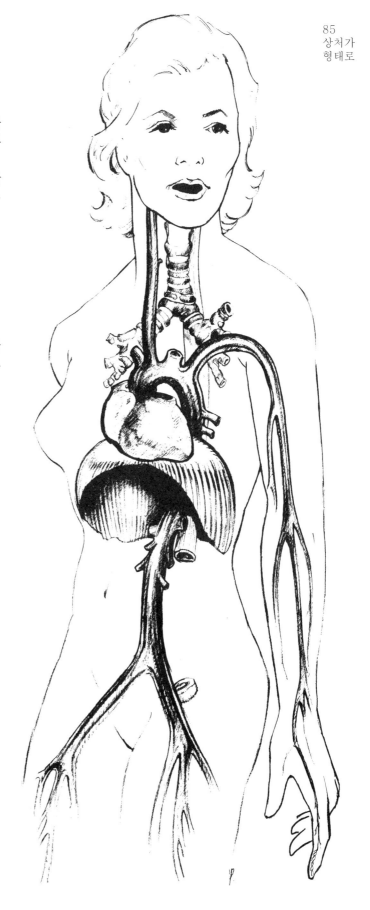

74. 심근과 평활근 내부의 관.

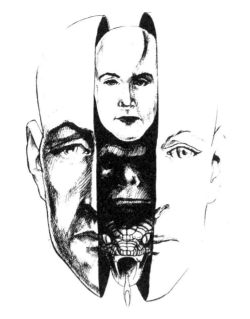

75. 뇌의 역할: 조직 의식의 대화

가지로 관과 주머니 그리고 세포의 형태로 기록된다. 그림 75는 일반 스트레스와 부정적 스트레스의 경험이 어떻게 기록되는지 보여주고 있다. 상처에 대한 반응으로 감정과 이성은 어떻게 일어나는지, 그리고 이것이 어떠한 방식으로 통증을 줄이고 생존으로 택하는 판단과 감정을 끌어내는지 설명해주는 그림이다.

─────

그림 76. 혼재 타입. 앞에서 살펴본 조임과 풀림 상태의 예시는 전통적이고 일반적인 타입을 표현한 것이다. 하지만 여러 가지 타입이 혼재된 사람들도 있다. 혼재 타입은 조임과 풀림이 섞인 타입이다. 혼재 타입이 생기는 이유는 인체가 발달하면서 두 가지 이상의 서로 다른 스트레스 패턴에 노출되기 때문이다. 혼재 타입은 서로 다른 주머니와 막에서 발견할 수 있다. 어릴 때 안정감이 부족한 환경에서 자란 사람이라면 하반신은 약하지만 상체는 강할 수 있다. 또 붕괴된 흉곽을 지닌 사람은 단단하고 치밀한 하반신이 보상하고 있는 경우도 비일비재하다. 팽창된 상반신을 지닌 이는 튼튼하지만 피동적이며 무딘 하체와 잘 맞는다. 외부 막이 심하게 경직된 사람의 내부 막은 부풀고 약할 수 있다. 이런 사람들 몸의 표층엔 저항과 단단함이 있지만, 반대로 심부는 공포로 붕괴되고 지탱하는 힘이 부족할 수도 있다.

첫 번째 혼재 타입의 경우, 두강은 정상이거나 꽉 차있고, 흉강은 경직되어 있으며 복강은 팽창되어 있다. 두 번째 타입은, 두강은 경직되고 흉강은 팽창되고 복강은 꽉 차있다. 마지막 타입은, 두강은 팽창되고 흉강은 꽉 차고 복강은 경직되어 있다.

한 공간이 수축되면 다른 공간은 부풀면서 감각과 느낌도 이에 따라 혼재 된다. 한쪽 공간에서는 잡혀있는, 얼어붙은, 죽은 느낌이 일어나지만, 다른 쪽 공간에서는 흩어지고, 공허하고, 약한 느낌이 일어난다. 내부 구조는 마비되거나 경직되고 조절 상실의 공포가 일어나지만, 외부에서는 팽창과 수축이 정상 범위로 진행될 수 있다. 이렇게 혼재 타입에서는 인체의 모든 막이 여러 개의 주머니에서 일어나는 팽창과 수축의 영향을 전부 받는다.

─────

그림 75. 뇌의 역할: 맥박 구조가 만들어 내는 세가지 단계의 대화. 뇌는 세포의 경험을 분류하고 구역화시켜서 조직 의식tissue consciousness을 일반적 패턴으로 바꿔 놓는다. 맥박의 패턴이 바뀌면 감각과 세포 형태가 바뀌어 의식적이고 무의식적 이미지와 상태로 변한다. 뇌 안에는 다양한 부위에서 맥박을 조절하기 위한 대화가 이어진다. 먼저 냉혈 동물 즉, 파충류 뇌인 뇌간은 원시적인 반사 행동을 조절한다. 공포, 공격, 화 같은 원시적인 감정도 여기서 조절된다. 다음으로 온혈 동물의 뇌인 중뇌엔 포유류의 감각, 돌봄, 접촉이라는 기억이 깔려 있다. 마지막으로 맨 바깥 층인 대뇌피질은 정보 처리와 상징화 기능을 담당한다. 여기서는 사회적 이미지와 감정의 메시지로 중뇌를 조절하기 위한 언어를 만들어낸다.

조직 의식과 감정 경험을 기록하기 위해 뇌 안에서는 세가지 형태의 대화를 만들어 낸다. 뇌간에서 일어나는 놀람 반사로 인해, 인체는 경계하고 경직되면서 원시 반사 행동을 시작한다. 중뇌는 여기에 과거 학습된 감정을 연결시켜 상황에 대항할 것인가, 아니면 그 상황에서 도망칠 것인가의 생존적 갈등 패턴을 추가시킨다. 마지막으로 대뇌피질은 사회적이고 감정적인 반응을 집어 넣어 대화에 개입한다.

뇌의 경험과 행동 가능성들은 관과 막으로 드러난다. 놀람과 스트레스는 즐거움과 다정함과 마찬

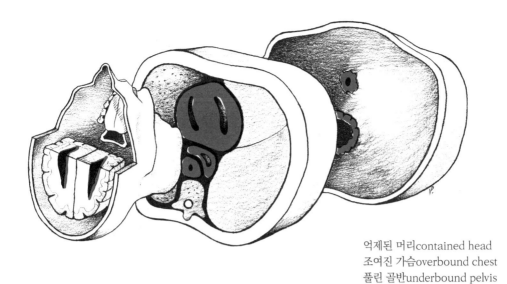

억제된 머리contained head
조여진 가슴overbound chest
풀린 골반underbound pelvis

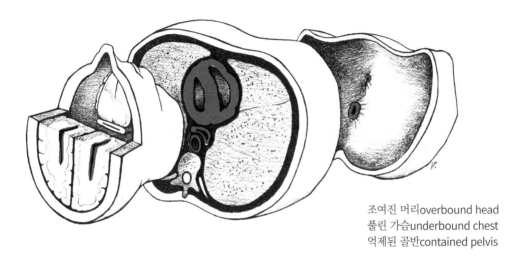

조여진 머리overbound head
풀린 가슴underbound chest
억제된 골반contained pelvis

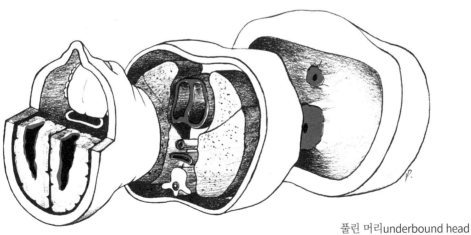

풀린 머리underbound head
억제된 가슴contained chest
조여진 골반overbound pelvis

76. 혼재 타입: 억제, 조임, 풀림

그림 77. 인체의 막 구조. 인체의 다양한 막은 패턴을 유지하기 위해 동시에 반대 방향으로 존재할 수 있으며, 어떤 관도 조임 또는 풀림 상태가 될 수 있다. 소화계, 근육, 뇌는 골격근이 억제되고 활동이 저하되어도 흥분상태가 될 수 있다. 즉, 하나의 관이 흥분되어도 다른 관은 차분하거나 아예 무감각할 수도 있다는 뜻이다. 피부 층이나 신경계도 경직될 수 있고, 소화기관은 팽창되어도 근육은 붕괴될 수 있다. 이런 패턴들은 서로 연관되어 있으며, 한 개의 층에서 붕괴가 일어나면 다른 층의 과잉 보상작용을 일으키기도 한다.

천식Asthma은 주머니와 막의 충돌을 확인할 수 있는 대표적인 예이다. 천식에 걸리면 폐는 숨을 들이 쉬어야 할지, 내 쉬어야 할지를 제대로 인지하지 못하게 된다. 이 상황에서 폐는 숨을 쉬지 않거나, 또는 숨을 쉴 수 없으면서도, 숨을 쉬려는 노력을 한다. 천식에 걸리면 가슴을 내려 날숨을 일으키려 하여도 잘 되지 않게 된다. 그래서 가슴은 긴장되어 올라간 채로 잘 내려오지 못한다. 천식에 걸린 사람의 폐포는 수축하지 못하고 열린 상태로 있게 된다. 하지만 이 상태에서도 뇌는 공기가 필요하다는 신호를 계속해서 보내게 된다. 천식에 걸린 사람의 뇌는 폐에게 숨을 내 쉬라는 명령을 내릴 수 없는 상황이다. 때문에, 들숨이 마치 응급상황처럼 즉각적으로 일어난다. 그 결과 들숨도 날숨도 쉬기 어려운 진퇴양난 상태가 된다.

막이 조임 또는 풀림 상태에 있으면 맥박이 충돌한다. 하나의 막이 기능적으로 좋은 상태에 있어도, 다른 막은 과도하게 흥분될 수 있고, 또 다른 막은 억제될 수도 있다. 뇌는 위험을 감지하기 위해 빨리 돌아가는데, 반대로 골격근은 동결되듯 정지하고 대기상태에 있을 수도 있고, 골격근은 활동을 억제하고 있는데 내장은 활동이 과하게 일어날 수 있으며, 그 반대의 경우도 발생한다. 경직과 붕괴, 팽창과 수축은 서로 충돌하고 조이거나 공격할지 혹은 굽어지거나 도망칠지 사이에서 특정한 결정을 내리지 못하기도 한다. 인체가 어떤 한 층에서 즐거움을 느끼게 되면 관계를 맺는 활동을 하고 자신의 외부 이미지를 좋게 고수하려는 반면, 또 다른 층은 위축되고 절망하며 도와달라 소리칠 수도 있다. 겉으로는 행복하지만 속으로는 우는 사람도 있을 수 있다는 뜻이다. 물론, 우울하고 절망적으로 보이는 사람이 속으로는 쾌활할 수도 있다.

77. 스트레스 패턴이 반영된 막 구조

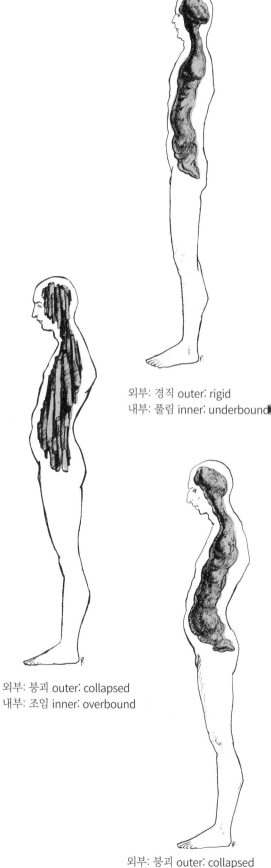

외부: 경직 outer: rigid
내부: 풀림 inner: underbound

외부: 붕괴 outer: collapsed
내부: 조임 inner: overbound

외부: 붕괴 outer: collapsed
내부: 풀림 inner: underbound

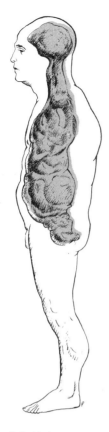

외부: 치밀 outer: dense
내부: 풀림 inner: underbound

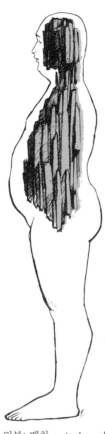

외부: 팽창 outer: swollen
내부: 조임 inner: overbound

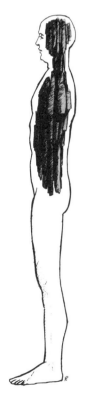

외부: 경직 outer: rigid
내부: 조임 inner: overbound

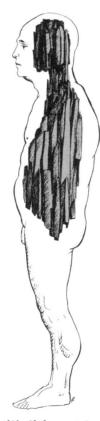

외부: 치밀 outer: dense
내부: 조임 inner: overbound

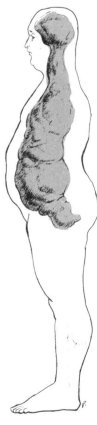

외부: 팽창 outer: swollen
내부: 풀림 inner: underbound

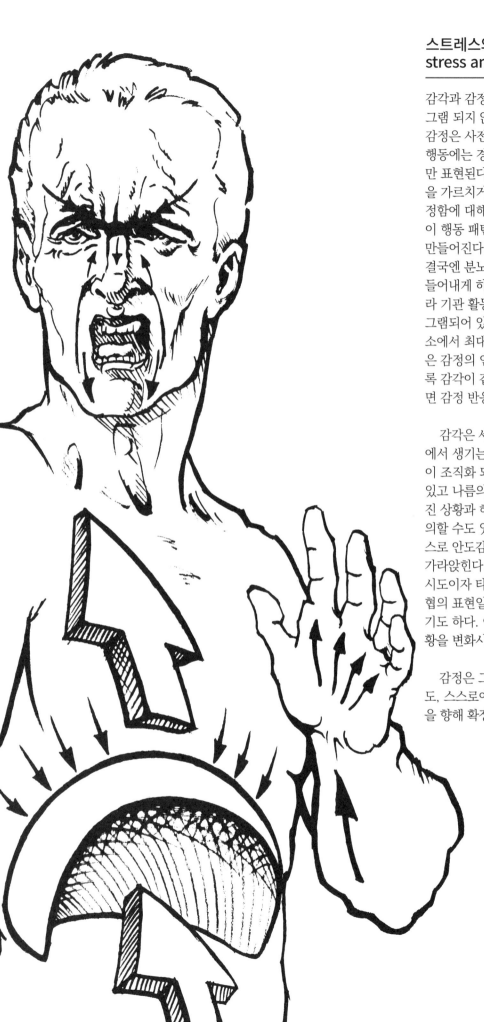

스트레스와 감정 표현
stress and emotional expression

감각과 감정은 다르다. 감각은 조건화 되거나, 프로그램 되지 않은, 보편적인 유기체의 상태이다. 반면 감정은 사전에 입력된 행동 패키지 프로그램이다. 행동에는 경로가 있는데 감각은 경로를 만들어야만 표현된다. 우리는 누구도 화내고 슬퍼하는 감정을 가르치거나 배우지 않았다. 하지만 친절함과 다정함에 대해서는 배워야 한다. 따라서 감정은 감각이 행동 패턴으로 바뀔 만큼 강렬한 상태가 되어야 만들어진다. 짜증은 신경질이 되고 그 다음엔 화가, 결국엔 분노가 된다. 분노는 소뇌가 공격 행동을 만들어내게 하는 자동 반응이다. 감정은 근육뿐 아니라 기관 활동을 가속 혹은 감속시키는 패턴이 프로그램되어 있는 신체의 상태이다. 감정의 강도는 최소에서 최대까지이다. 예를 들어, 슬픔과 비탄은 같은 감정의 연속선상에서 일부 영역을 차지한다. 비록 감각이 같아도, 그 감각이 연속적으로 진행된다면 감정 반응이 점점 격해지기도 한다.

감각은 세포의 신진대사, 맥박, 기관의 연동운동에서 생기는 부산물이며, 유기체 전체의 행동 반응이 조직화 되어 생긴 것이다. 감정은 방향과 의도가 있고 나름의 논리도 있다. 따라서 감정은 현재 처해진 상황과 해야 할 일에 대한 신체의 표현이라고 정의할 수도 있다. 인간은 슬픔을 느낄 때 울면서 스스로 안도감을 갖고, 타인에게 위로를 받아 감정을 가라앉힌다. 화라는 감정은 성가신 것을 없애려는 시도이자 타인을 쫓아내려는 경고이다. 공포는 위협의 표현일 뿐만 아니라 도움을 요청하는 행동이기도 하다. 이렇게 감정은 스스로 외부와 내부의 상황을 변화시킬 방법을 찾는다.

감정은 그 감정의 주체가 세상을 향해 나아가게도, 스스로에게 되돌아오게도 만든다. 우리는 세상을 향해 확장해 나갈 때 스스로 충만함을 느낀다.

이렇게 세상을 향해 나아가는 과정에서 자신을 세상에 내어주거나 혹은 도달하고자 원하는 목표 지점에 노력하여 도달한다. 반대로 세상을 밀어내려 애쓰기도 하는데, 이는 수축 싸이클로 보면, 받은 것을 취하거나 혹은 세상으로부터 도피하는 경우에 해당된다. 감정은 꼭대기를 향하다가 그 지점을 통과해 익숙해지면 감소한다. 감정의 연속성이 유연한 사람이라면 화에서 슬픔으로 수축에서 팽창으로의 변화가 용이하다. 이런 사람은 흥분 조절을 잘하며 감정의 항상성을 적절히 유지한다. 하지만 감정적 상처가 지속되어 소마 형태가 변한 사람이라면 감정 표현의 범위가 정상 상태를 벗어날 수도 있다.

놀람 반사가 연속적으로 일어날 때는 팽창과 수축의 원리를 따른다. 팽창, 부품, 축소, 압축 등은 감정이 연속 반응을 할 때 나타나는 현상이다. 우리는 다른 사람들과의 거리를 유지하고 싶을 때 무의식 중에 몸을 경직시키고, 대상에 위협을 가하고, 조직을 수축하거나, 치밀하게 변화시킨다. 신체를 부풀려 위협을 가하거나 혹은 붕괴 반응을 보이며 체념하기도 한다. 또 특정 공격을 취함으로써 원하는 것을 얻거나, 욕구를 철회하고 부인하기도 한다. 크고 중대함을 어필하기 위해 부풀어 오르거나 혹은 포기하고 다른 사람들에게 보호를 바라기도 한다. 이렇게 감정은 의지의 표현이며, 스스로 따르는 지표이다. 또한 조임이나 풀림 상태에 이르게 하는 강렬한 느낌이다.

기대했던 것이 계속 좌절된 경우 인간은 화가 난다. 또 이런 현상이 지속되면 몸은 경직되며 다른 이에게 공격적으로 변한다. 그러다 화라는 감정을 통해 공포스러운 행동을 일으켜 자신을 무서운 사람으로 보이게 할 수도 있다. 하지만 반대로 진저리를 치며 자신을 후퇴시켜 몸을 수축하고 끌어당긴 후 세상으로부터 숨기도 한다. 비난 받는 느낌에 소극적이 되고, 위축되고, 반감이 생기며 부정적으로 변하게 될 때도 있다. 얻고자 하는 바람이 좌절되면 크고 과장된 행동을 보이면서, 자신이 바라는 것이 매우 중요하다는 사실을 남에게 인식시켜 승인을 얻어낼 때도 있다. 인간은 공허함을 채우기 위해 세상으로 나아가지만, 지쳐서 무너지거나 혹은 패배감에 후퇴하여 물러남으로써 의기소침해질 수도 있다. 이런 태도는 스스로를 만들어가는 방법이 되며 느낌과 생각, 행동을 조직하는 방식이 된다. 또 타인에게 나를 알리는 방법이기도 하며 스스로에게 자신이 누군지를 알리는 수단이기도 하다.

감정은 내부 환경이 외부로 표현된 것이며 운동성 및 맥박과 관련이 있다. 이들은 상호관계에 있다. 맥박은 감정과 감각을 만들어 내는데 감정과 감각은 맥박에 영향을 준다. 맥박은 펌프처럼 기능한다. 하지만 펌프운동이 과도하게 일어나면 감각은 달아오르고 부풀어 오른다. 반면 펌프운동이 억제되면 감정표현과 감각은 감소한다. 분노와 화는 신체를 조이고 경직시키며 맥박을 증가시키는데, 슬픔과 패배는 신체를 부드럽게 액화시킨다. 이렇게 감정적인 표현은 고착된 스트레스 패턴의 영향을 받는다.

수축과 팽창을 통한 맥박 파동이 몸에서 온전하게 일어나려면 적절한 근육 톤이 확보되어야 한다. 근육의 톤이 제대로 갖추어지면 횡격막과 체벽은 부드럽지만 단단하며, 복부와 가슴은 부드럽게 팽창하고 수축하게 된다. 또 중력 중심은 흉강보다는 복부-골반 강에 자리 잡아 전반적으로 건강하고 편안한 느낌을 선사한다. 이는 건강한 유연성이 확보된 상태이다. 하지만 근육의 톤을 변하게 하는 지속적인 스트레스가 가해지면 신체는 화, 분노, 공포, 패닉, 두려움, 무기력, 절망감, 좌절, 무감각 등과 같은 감정에 고착되어버린다. 이런 감정들은 극단적인 움직임을 이끌어냄으로써 근육이 적절한 톤을 유지하기 어렵게 한다. 결과적으로 강직형, 또는 붕괴형 체형이 만들어진다.

그림 78. 스트레스 반응에 따른 감정 팽창. 스트레스 연속 반응의 전반부에 해당하는 조임 상태엔 확장과 팽창 패턴이 개입되어 있다. 이때 인체는 확장되거나, 상방으로 들어올려지고, 커진다. 스트레스가 가해지면 복부는 위쪽으로 올라가고, 가슴은 부풀며, 복강의 장부는 압축된다. 또 신체를 크게 보여, 경고를 보내기 위해 목이 경직되는데, 잠재된 힘을 드러내어 공격할 준비를 하는 자세이다. 극한 상황에 이르면 골반 기저부는 올라가고, 다리는 단단히 조여지며, 어깨는 상승하고, 성기는 축소된다. 게다가 척추는 잠기게 되며 상대를 마치 들이 받을 듯 목을 모으게 된다. 입은 다문 상태에서 손은 꽉 쥐어 상체 쪽으로 당겨 올리면 횡격막은 넓게 펴져 낮아지고, 위장은 위로 상승하며 좁아지는데, 이런 상황에서 스트레스가 증가하면 횡격막도 따라 올라간다. 흉곽 내부의 압력은 증가하고 복부 장기 또한 위로 끌어올려지는 현상도 수반된다. 공포감에 맞닥뜨린 경우 경련도 일어난다. 경련이 발생하면 횡격막이 억제되어 산소가 부족해지고 피로한 느낌이 뒤를 잇는다.

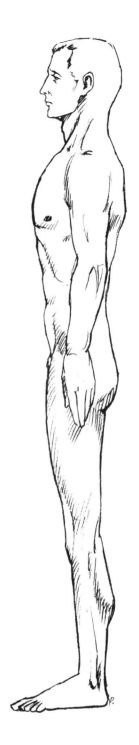

78. 팽창inflating된 감정 - 자신감, 분노, 공포

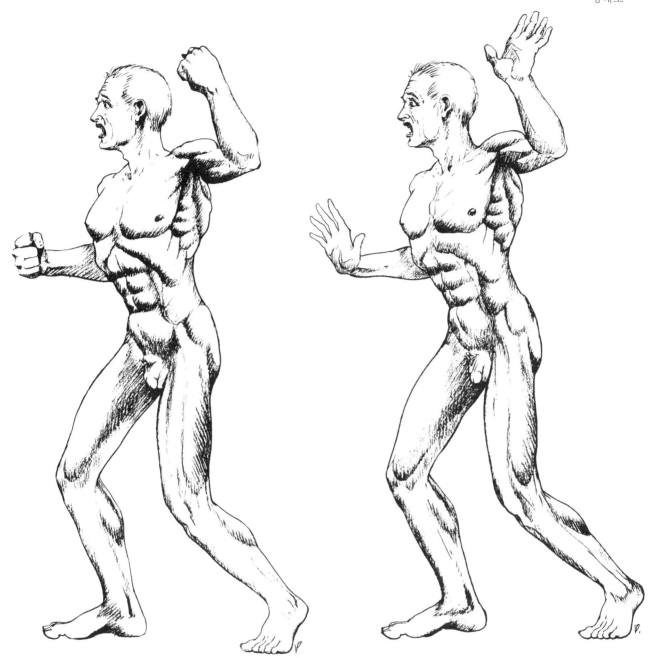

그림 79. 스트레스에 따른 수축 반응. 스트레스 연속 반응의 후반부에 해당하는 풀림 상태에서는 수축 패턴이 개입된다. 이 상태에서 몸은 작아지고 자기 안으로 숨어드는 경향이 생긴다. 패배 혹은 굴복하고 붕괴된 체형엔 하강 현상이 나타나는데, 몸통 근육의 톤이 부족해지면서 복부 장기가 아래로 하강하는 게 그 예이다. 이때 내장이 처지면서 횡격막을 아래로 끌어 당기게 되면 늑간근도 함께 붕괴된다. 이는 화-분노 패턴으로 몸이 경직되는 것과는 정확히 반대되는 상황이다. 그림에 나타난 체형을 지닌 사람은 척추 근육의 톤이 저하되고, 복부 장기는 바로 서지 못하여 아래로 깊게 내려가게 된다. 이렇게 복부 쪽으로의 장부 하강 현상이 깊어지면 장기가 회음부 밖으로 탈출하기도 한다. 또 목과 허리에는 만곡이 커지며 가슴이 살짝 가라 앉는데, 이 상황에서 머리를 바로 세우기 위해 후두근이 연축되고 뇌와 인두, 심장은 아래로 처지면서 목이 경직되어 기도는 열리게 된다. 감정적으로는, 처음엔 부드럽게 물러나다 점점 고조되어 울거나, 흐느끼게 된다. 그러다 무력감마저 느끼면 복부 돌출이 심해지고 횡격막은 더욱 평평해지며 가슴 위쪽 흉늑근이 위축된다. 설상가상으로 압력에 의해 아래로 몸이 끌려 내려오면서 몸통 전면이 전방으로 굽게 되는데 이 과정에서 요근이 약해진다. 신체 응축은 높아지고 뇌의 맥박이 손실되고 체벽의 탄력과 반동도 사라진다. 흉쇄골이 압박되면 몸을 안으로 밀어넣게 되기도 한다. 상황이 더욱 악화되어 무력감이 생기는 지경에 이르면, 흉곽이 붕괴되어 날숨이 강제로 일어난다. 이때 요근과 내전근은 안쪽 위로 끌어당겨지며 붕괴를 막다 보니, 체형이 변하여 손은 애원하듯 열리게 되고 목은 짧아진다. 그러다 직립자세를 잃고 쪼그라드는 상태에 이르면 척추는 굽고 근육들은 과도하게 길어지고 늘어난 채 고정된다.

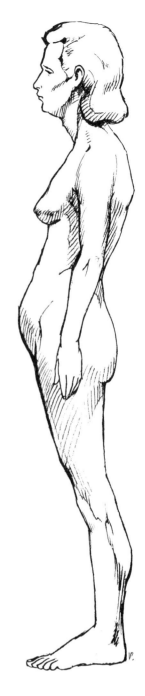

두 가지 극단적인 경우에서 모두 직립 자세를 상실하게 된다. 긴장된 근막과 압축된 장기로 인해 신체 내부 압력이 증가하면 맥박이 압력을 받아 신체엔 악영향이 생기게 된다. 장부가 아래로 처지고 복부가 부풀어 오르면 맥박 저하가 심해지는데, 직립을 만들어 내는 맥박 파동이 손실된 인간은 분노의 감정으로 인해 경직되거나 패배감과 무력감으로 축늘어지게 된다.

근육의 톤이 강한가 약한가에 따라 감정의 질과 지속기간이 결정된다. 마찬가지로 신진대사의 활성도, 산소, 내장의 운동성도 감정 표현에 영향을 준다. 감정 표현엔 장기의 경직이나 쇠약함이 드러난다. 감정은 장기 사이에 일어나는 상호작용을 밖으로 드러내는지 혹은 완화시키지는 지에 따라 달라진다. 지속적으로 팽창하는 스트레스 패턴이 가해지면 장기는 위로 올라가 경직되며, 단호함이나 자존심, 화와 같은 감정이 자극받는다. 지속적으로 수축하는 스트레스 패턴이 가해지면 장기는 아래로 내려가 자세를 무너지게 하며 후퇴, 굴복, 패배, 무력감과 같은 감정을 자극하게 된다.

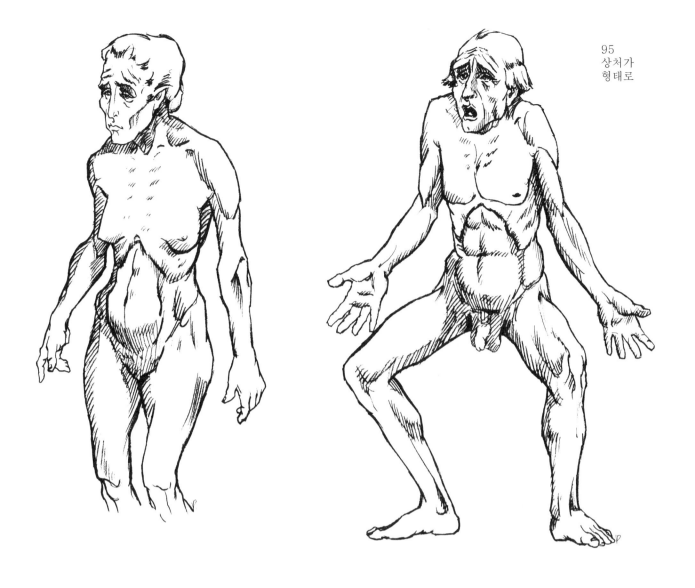

79. 수축deflating된 감정 - 후퇴, 붕괴, 패배

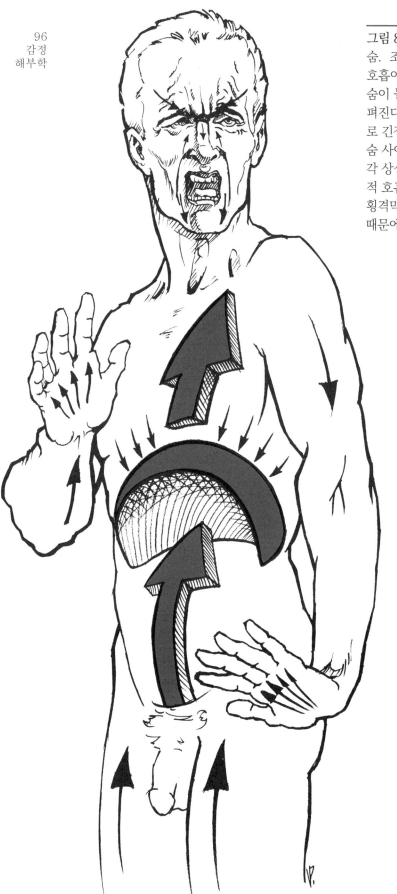

그림 80. 경멸과 반감의 느낌으로 인해 높아진 들숨. 조임 상태의 신체가 만들어내는 감정으로 인해 호흡이 왜곡된다. 보통 정상적인 상태에서 흉곽에 숨이 들어오면 횡격막이 아래로 내려가며, 척추가 펴진다. 하지만 조임 상태에서는 흉곽과 내장이 위로 긴장되어 올라가는데, 이때 횡격막이 들숨과 날숨 사이에서 충돌한다. 또 머리는 들려 올라가고 후각 상실의 분열적인 행동이 나타난다. 이러한 역설적 호흡 패턴으로 인해 횡격막의 신경이 손상되며, 횡격막이 원래 움직이던 자연스러운 방향을 잃기 때문에 들숨과 날숨이 서로 충돌하게 된다.

80. 자만심과 경멸감으로 인한 호흡 변화

그림 81. 날숨이 과도해지면 좌절과 슬픔의 감정이
일어난다. 흐느낌은 횡격막의 빠른 움직임을 만든
다. 튀어나온 복부로 인해 들숨은 짧아지고 동시에
횡격막은 공기를 빼내기 위해 더 길게 수축하며 압
박된다. 흉곽과 늑골이 강하게 아래로 움직이는 동
안, 아래에 위치한 복부 근육은 숨을 빼내기 위해
수축한다. 그림에 있는 화살표는 횡격막의 움직임
과 감정을 나타내기 위한 근육의 수축방향을 표시
하고 있다.

 화, 자존심, 분노, 공포, 슬픔, 비탄 등의 감정은
호흡 범위에 영향을 주기도 하고 받기도 한다. 초반
과 후반으로 나눠 바라본 스트레스 연속 반응을 통
해, 인체는 팽창과 수축을 왜곡시키고 스스로를 인
지하는 감각과 감정을 고착시킨다.

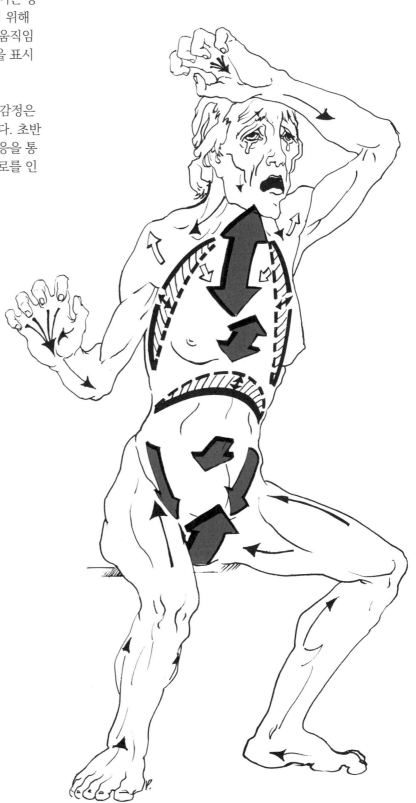

81. 좌절과 슬픔으로 인한 호흡 변화

그림 82. 다양한 공간과 주머니들에게서 나타나는 조임 감정 패턴overbound emotional pattern의 영향. 상황파악, 엄포, 또는 짜증 감정 때문에 나타나는 심한 팽창 패턴은 신체에 영구적인 영향을 미친다. 자존심, 공포, 허세 등이 가득한 사람은 들숨 때 가슴과 어깨를 내리지 못하고, 수용적인 태도와 부드러운 자세를 취하지 못한다. 이런 사람은 날숨도 온전히 내쉴 수 없는데, 늑간, 횡격막, 목, 머리, 그리고 척추 근육이 숨을 뱉어내기 위해 계속해서 밀어 올려진 상태이기 때문이다. 결과적으로 불안감, 위축에 대한 공포, 그리고 우월감과 지배하고자 하는 힘이 감정으로 나타난다.

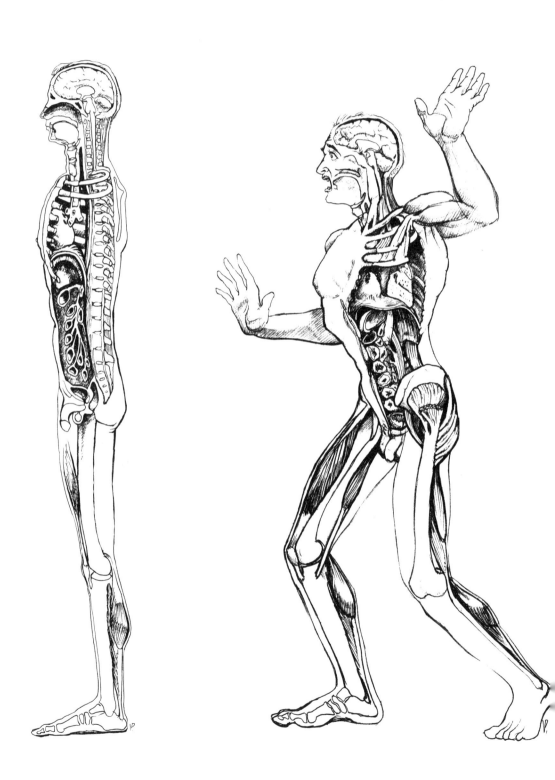

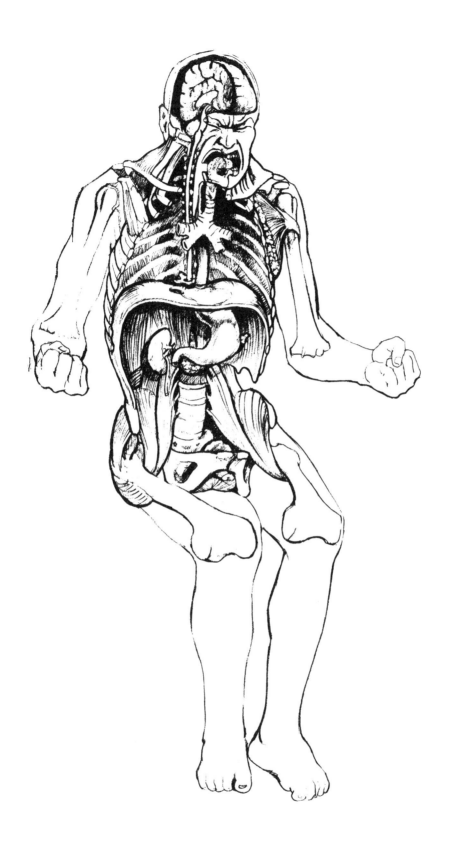

82. 다양한 주머니와 층에 팽창된 감정이 미치는 영향

그림 83. 다양한 공간과 주머니들에게서 나타나는 풀림 감정 패턴underbound emotional pattern 의 영향. 만성적인 수축 패턴이다. 이런 자세에서 는 인체로 들어오는 산소의 양이 저하되면서 목, 가 슴, 입에 압박감을 일으키고, 식도, 기관지, 비인강 그리고 폐의 운동성이 감소한다. 또 패배, 쇠약, 위 축감, 낮은 자존감 등이 감정을 지배하게 된다. 조 임 상태의 팽창 패턴을 지닌 이들은 과장함으로써 자신을 방어한다. 반면 풀림 상태의 수축 패턴을 지

는 이들은 회피함으로써 스스로를 방어한다. 조임 상태의 사람들은 타인에게 위협적인 존재가 될 수 있다. 하지만 풀림 상태의 사람들은 누구에게도 위 협이 되지 않는다. 만성적으로 풀린 느낌은 부어있 는 장부에 모여있다. 가슴이 올라간 조임 상태의 사 람들은 자신의 지배력을 과장해 보이고, 복부가 부 풀은 풀림 상태의 사람들은 성적 능력을 과신하지 만, 실상은 수동적이다.

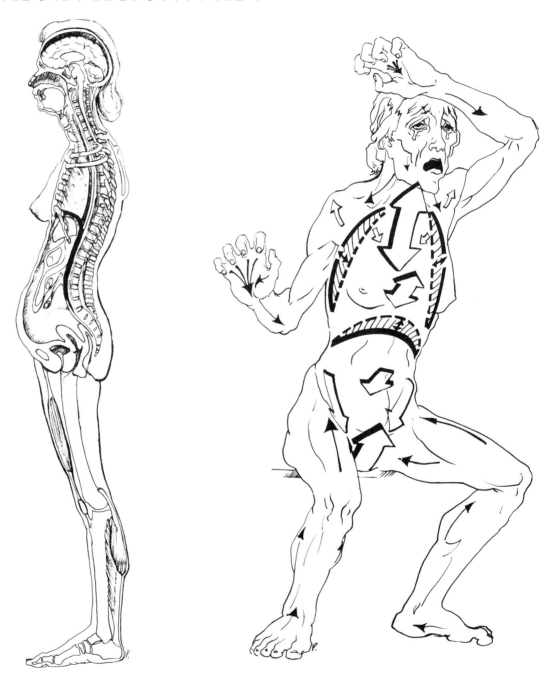

83. 다양한 주머니와 층에 수축된 감정이 미치는 영향

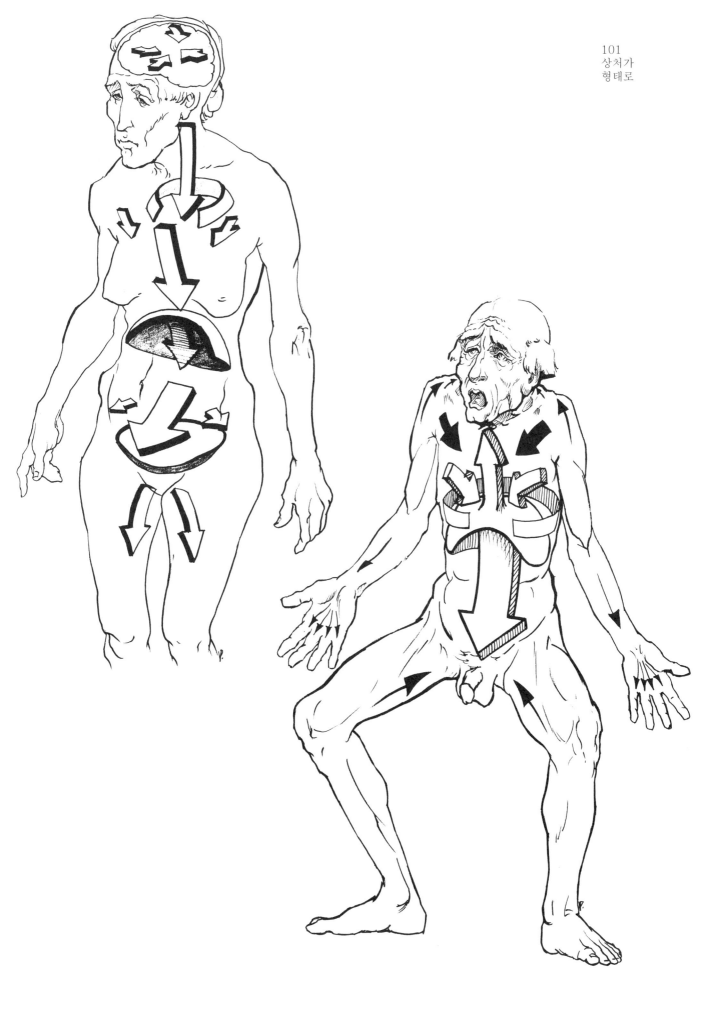

이 모든 그림은 감정이 층마다 쌓이고 구역으로 나뉘어짐을 보여주고 있다. 화는 머리부분에 집중되곤 한다. 입, 뇌, 눈이 돌출되고 목 근육은 강하게 수축되며 쇄골이 이 느낌을 가두고 구역을 나눈 모습을 볼 수 있다. 화나 슬픔은 목, 보이지 않는 기관지의 경련, 기도와 혀에 쌓일 수도 있다.

자존심과 화로 인해 폐와 가슴이 풍선처럼 부풀어 오르면, 반대로 폐와 가슴이 줄어들지 않아 호흡에 어려움이 따른다. 이때 복부는 횡격막의 압력으로 인해 밖으로 돌출이 되는데 감정적으로 내쉬는 숨을 억제하거나 아예 하지 않기도 한다. 공포감을 숨기고자 조절하는 경우일 때 그럴 수 있다. 이는 항문, 엉덩이 그리고 회음부에 강력한 긴장을 가져와 다리의 내전근과 외전근을 계속해서 경직시킨다.

구획된 공간은 생동감, 신경질, 무감각, 허약함 등의 감정을 표현한다. 층에도 이런 현상이 똑같이 나타난다. 피부가 분노나 수치심으로 붉어지는 이유는 자율신경에 의해서다. 이렇게 분노와 수치심과 같은 감정에 따른 홍조 반응이 나타나는 경우도 있고, 반대로 두려움과 공포, 쇼크를 받은 경우엔 얼굴색이 흙빛으로 변하기도 한다. 혹은 피부 표면의 혈액이 복부의 모세혈관으로 흘러 내려가 창백하게 보이는 사람도 있다. 뇌와 감각은 충동적 방어행동에 대비해 과잉활동을 보이거나, 활동을 멈추고 동면하기 위해 기능 저하 상태가 되기도 한다. 차갑거나 뜨거운 온도 변화는 피부 표면과 신경을 축축하게 하거나 자극시킨다.

다른 층이 분노와 공포로 경직되었거나, 쇼크 상태로 팽창, 붕괴되어 근력을 잃으면 골격근, 연골, 뼈가 그 층을 보상한다. 보통 근육이 불안정하고 약하면 감정 표현을 강력하게 지지하지 못하게 된다. 근육이 자리한 중간 층은 자존심, 저항감을 증대시키고 무력감, 비통함은 감소시킨다.

카타르시스 또는 이를 통한 긴장 완화 정도로 감정적 형태가 변화되진 못한다. 감정적 패턴이 층과 공간에 쌓이고 팽창과 수축이 왜곡되면서 고정되기 때문이다. 지속되는 스트레스 상태에 대처하기 위해 인간은 스스로를 크고 과장되게 부풀리거나 작게 위축시키는 경향이 있다. 조임 상태나 풀림 상태는 우리를 화나고 분노하게 만들고, 저항하게 하거나 혹은 슬프거나, 서럽거나 무력하게 만드는 일련의 감정 패턴과 함께 나타난다. 감정 표현은 직립자세와 기관의 맥박 파동에 근거하여 나타난다. 상처나 스트레스는 이 맥박 파동을 왜곡시킨다. 이때 인체는 연속 반응을 보이며 상처에 대처한다. 그러나 각각의 반응은 경직rigidity, 치밀density, 팽창swelling, 붕괴collapse 현상을 통해 인체를 조임 상태나 풀림 상태로 고정시키고, 관, 막, 주머니 그리고 횡격막은 필요한 반응을 나타내기 위해 연합하여 작동한다. 인체는 감정 표현을 온전하게 하지 못하면 스스로가 감정 표현에 제한이 있음을 인지하는 능력이 있다. 스트레스 패턴의 양끝에서 격하게 나타나는 경직stiffening과 위축shrinking은 연속적인 감정 흐름의 기본 틀을 형성한다. 감각이 표현되기 위해서는 확장과 수축이 재조직되는 것보다 더 많은 것들이 필요하다는 뜻이다. 즉 공포나 분노 패턴이 부드러워지거나, 근육이 부드럽게 변하는 것 그 이상이 필요하다. 모든 층과 공간 사이에서 맥박이 서로 소통되어야 하고, 감정 표현은 전달되어야 하며, 근육은 집단적 협응과 연결 패턴이 이뤄져야 한다. 그리하여 새로운 감정 표현이 형성되어야만 한다.

제 4 장

소마 디스트레스 패턴

patterns of
somatic distress

조임과 풀림 구조
overbound and
underbound structure

맥박의 활동성과 흥분성 전류의 순환은 감각과 충동, 그리고 삶을 유지하려는 마음을 형성한다. 이렇게 한 개인의 소마 형태 또는 구조에는 그가 살아온 경험과 자신의 삶에 대한 만족감, 실망감 등이 표현되어 있다.

흥분을 유지하고, 조직하고, 표현하는 능력을 바탕으로 인간은 무언가를 느낀다. 맥박 파동이 느리거나, 고요하거나, 과도하게 흥분되어 있거나, 혹은 집중되어 있는 상태에서는 느끼는 감각도 그렇게 표현된다. 가르치는 교사들은 이러한 사실을 이해하고 있다. 따라서 교육을 할 때 교사는 아이들을 집중하게 만들기 위해 가만히 있으라고 지시한다. 군대도 이를 이해하고 있다. 그래서 상관은 병사들에게 두려움을 떨치고 용감해지기 위해 복부를 당겨 올리고, 가슴을 잠그라는 명령을 내린다. 이런 동작은 복부에서 느껴지는 두려움을 약화시키고 가슴을 흥분된 상태로 만든다.

이번 장에서는 경직, 치밀, 팽창, 붕괴 구조에 대해 심도 있게 다룰 것이다. 개인의 경험과 갈등을 형태학적으로 표현하는 방법, 내부 기관에 영향을 주는 방식, 충돌과 수축이 일어나는 곳, 운동성이 왜곡되는 이유, 흥분성 전류의 변화, 그로 인해 발생하는 감정을 네 가지 구조로 제시한다. 네 가지 그림은 경직(근육 팽창 고정)에서 치밀(근육 수축 고정)로, 그리고 팽창(주머니 팽창 고정)으로, 마지막엔 붕괴(주머니 수축 고정)로 이어지며 진행되는 과정을 보여준다. 어떤 사람은 극단적으로 커지고(경직, 팽창 구조), 어떤 사람은 극단적으로 작아져 간다(치밀, 붕괴 구조). 경직되고 팽창하는 것이 확장의 교란 상태라면, 이 둘은 조직 상태, 근육과 주머니, 그리고 의도가 서로 다르다. 경직은 상대를 쫓아버린다면, 팽창은 상대를 가까이 오게 한다. 마찬가지로 치밀과 붕괴는 수축이 교란된 상태이다. 하나는 근육이, 다른 하나는 주머니에서 일어나는 현상이다. 치밀 역시 상대를 쫓아 보내지만, 붕괴는 상대를 끌어들인다.

각 유형을 먼저 감정 표현 패턴으로 설명하고, 그 다음은 종합적 형태, 마지막으로 관, 막, 주머니, 횡격막, 흥분성과 운동성 등 구성 요소들의 발달 이전 상태를 설명한다. 마지막 부분엔 총 개요를 그림으로 설명하고 표로 요약하였다. 본 장은 다양한 감정 구조를 비교하고 각 구조를 재조직하도록 돕는 방안을 제시한다.

경직 구조 the rigid structure

그림 84. 경직 구조의 감정 자세. 각 타입은 감정 메시지를 세상으로 전달한다. 경직 타입은 "하지 않을 꺼야." "난 너보다 커." "인정하고 감사해." 라는 신호를 보낸다. 경직된 사람은 뻣뻣하고, 당기고, 조이고, 길어지면서 자존심 세고, 도전적인 감정 자세를 취한다. 이들은 실행하고, 지배하고, 단호하게 지휘하며, 경고를 주고, 거절을 하는 쪽이다. 이런 타입은 상대를 자기 것으로 여기며 밀어낸다. 또한 자신을 크게 보이게 함으로써 상대를 작아 보이게 만든다. "떨어져"라는 메시지를 보내고 반응이 돌아오기를 바라기도 한다. 이는 내부에서 일어나는 느낌에 대처하기 위함인데, 외로움, 약함, 혹은 경직과 조임을 풀 수 있는 무언가가 필요한 느낌이 일어나기 때문이다. 하지만 이는 내장을 안으로 끌어당겨 파열시키는 등 장부 건강에 대항하는 자세이다.

경직은 가정 안에서 살아남기 위한 생존 전략이다. 가정은 가장 기본적이고도 중요한 감정적 지지를 제공하는 장소인데, 일반적으로 말해서 경직된 구조를 가진 사람은 부모로부터 버림을 받았거나 학대를 당한 경우는 별로 없다. 그보다는 이후에 성장하는 동안 어려움을 겪은 경우가 많다. 이런 사람들은 기본적으로 성격이 단호하다.

경직된 구조는 가족 구성원으로부터 특정 행동을 취할 것을 요구 받은 결과인데, 예를 들어, 울지 않거나 화를 내지 않는 것들이 이에 해당된다. 이는 자라는 아이에게 매우 위험한 행동규정이다. 어릴 때부터 놀람 상태에서 몸이 고정되며, 경고 상태에서 잠겨버려 다른 사람을 밀어내고, 자신의 욕망도 억누르며, 자신의 통제력을 자극시키는 그 어떤 것도 밀쳐낼 준비를 하게 되기 때문이다. 반대의 경우도 발생할 수 있다. 분노와 공격적인 성향으로 자신의 갈등을 해결하려 할 수도 있다. 이런 사람은 적당히 경직되거나 회피하는 법을 익히기 보다는 기고만장하고 공격적이며, 공포감을 조성하거나 공공연히 자신의 공격성을 드러낸다. 그리고 자신의 공격성이 타인을 위축시킨다는 것도 함께 배운다.

경직된 가족은 아이에게 자신의 맥박을 통제할 것을 요구한다. 아이는 이에 강력하게 반발하며, 과잉행동을 하고, 반항하며, 고집 부리는 방법을 통해 저항한다. 이런 아이의 직립 자세는 과도하게 뻣뻣해진다. 따라서 유연성이 부족해지며 반응하는 폭도 좁아지게 된다.

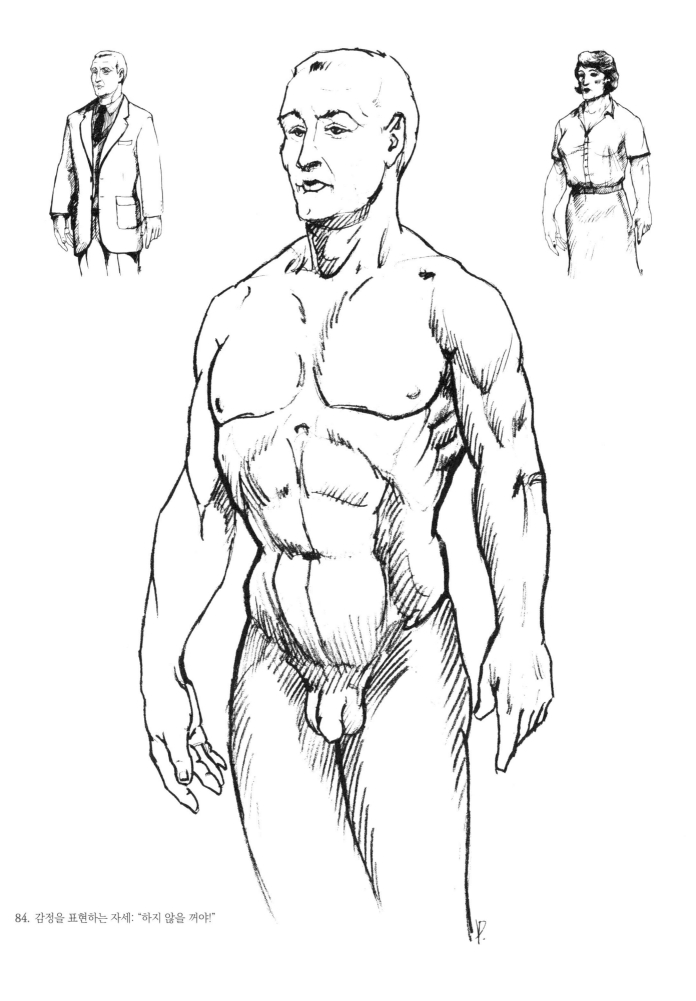

84. 감정을 표현하는 자세: "하지 않을 꺼야!"

그림 85. 힘의 방향: 경직 구조. 경직을 나타내는 일반적인 자세는, 끌어올리고, 끌어 당기고, 딱딱해지고, 조여지는 자세이다. 두강은 부풀고, 뇌는 과잉활동적이며, 뇌압은 바깥으로, 흉강은 위로 올라간다. 그 결과 내늑간근은 수축하고 외늑간근은 늘어난다. 표층의 척추 기립근은 수축하며, 이로써 흉곽은 뒤로, 위로 들려 올라가고, 요추는 전만 된다. 흉곽이 뒤로, 위로 들려 올라가면서 늑골 하부가 벌어지는데, 이로 인해 횡격막이 당겨 올라가서 내려가지 못하고 그 사이에서 충돌을 일으키며, 들숨도 날숨도 모두 영향을 받게 된다. 복부 근육은 수축하고 횡격막 압력은 올라가는데, 내부 장기도 딸려 올라가고 가슴과 머리는 부풀어 오른다.

경직된 구조에서는 압축되고, 고립되고, 억제된 흥분이 국소적으로 일어난다. 흥분을 한 주머니에 가두고 나머지 부분들을 분리시키는데, 뇌와 골격근, 즉 중간 층 혹은 지지 체계에 한해 흥분을 국한시키곤 한다. 연동운동은 각지고 단축되어 있다. 이는 마치 장염 걸린 사람과 비슷하다. 장염에 걸린 이들의 맥박은 불규칙하고 얕으며 국지적이다. 감각은 어둡고, 단단하고, 팽창하지 못하는 느낌을 받는데 수축하려는 힘이 그의 과잉 확장된 상태와 충돌한다.

사람을 하나의 관이라고 보았을 때 다른 사람과 비교해 몸의 역동성이 어떻게 다른지 확인하면 상황을 분명히 알 수 있다. 경직된 사람을 직립한 관이 길어진 상황으로 볼 수 있다. 경직된 몸의 아래쪽 주머니는 압축되어 있고, 위쪽 주머니는 부풀어져 있다. 경직된 구조를 지닌 사람은 마치 위쪽으로 반쯤 짠 치약 같은 모습을 하고 있다. 이들의 연동운동은 압력을 유지하기 위해 위쪽으로 올라가고, 따라서 팽창, 수축하는 아코디언 기능이 팽팽해진다. 경직된 몸은 실제보다 더 크게 보이는데, 과장되게 직립함으로써 타인에게 겁을 주거나 놀라게 하려는 의도가 담겨 있기 때문이다.

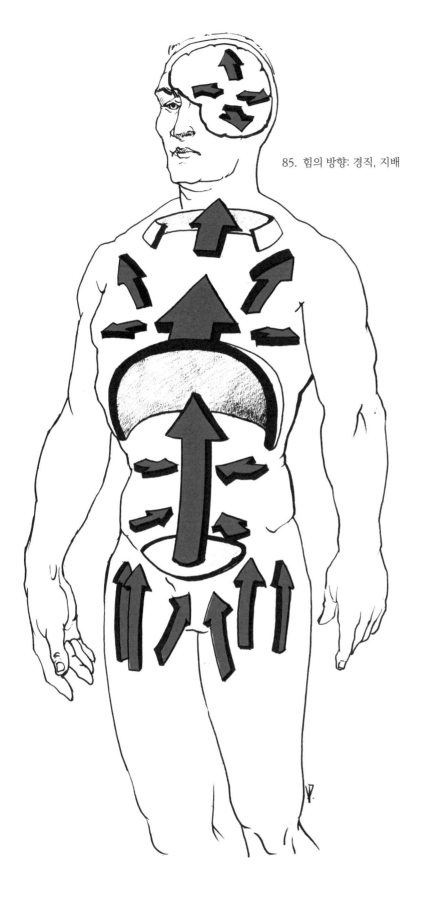

85. 힘의 방향: 경직, 지배

그림 86. 경직된 관 구조의 신체 형태. 관, 막, 주머니 그리고 횡격막은 맥박이 수직 방향으로 흐르도록 유지시킨다. 인체의 직립 구조는 스트레스에 저항할 때 영향을 받는다. 경직 구조 하에서 관은 단단하고 뻣뻣해지는데, 이때 구조물은 경직되고 불안정하다. 또 골반과 척추는 공격적으로 항진되며 과도하게 예민해진 상태로 뒤로 당겨진다. 과도한 집중과 흥분으로 형태가 단단해진 상태이다. 신체 중앙 통로의 근막이 긴장하여 중심부가 비좁아지면서 내부 관들에 압력이 높아진다. 그 결과 안의 내용물들 흐름이 어렵게 된다. 내부에는 운동에너지가 쌓여 공격하거나 회피하거나 붕괴되는 데 사용된다. 이 때 따라오는 감정은 분노나 공포이며, 신체 구조는 뒤로 위로 당겨져 과도하게 확장된 상태로 얼어붙는다.

방어 패턴에는 몸 전체가 개입된다. 중력장 안에서 뼈와 근육의 기능 때문에 인체는 똑바로 선 채로 주머니들의 위치를 바르게 배치시킬 수 있다. 골격근 즉, 수의근은 인체를 특정 형태로 유지함과 동시에 내용물을 보관하는 기능도 한다. 근육은 뼈나 근막처럼 보다 단단한 구조물에 부착됨으로써 단단함 느낌을 전해준다. 이는 우리가 중력에 저항하여 똑바로 일어설 수 있도록 안정된 발판이 되어준다. 지면에 가까워질수록 중력을 극복하기 위해 근육 톤은 강하고 두껍게 변하며 지구력이 증가한다. 뼈는 지지 작용과 함께 근육이 최대 효율을 발휘하여 움직이게 하는 지렛대 역할을 한다. 따라서 근육과 뼈는 협력을 통해 안정적으로 직립하고 예측 가능한 효율적인 움직임을 만들어낸다. 경직 구조는 근육을 똑바로 서는 데 사용한다. 반면 내부 지지 감각은 거의 없어서 근육을 이완시킬 때 큰 공포를 느낀다.

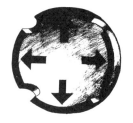

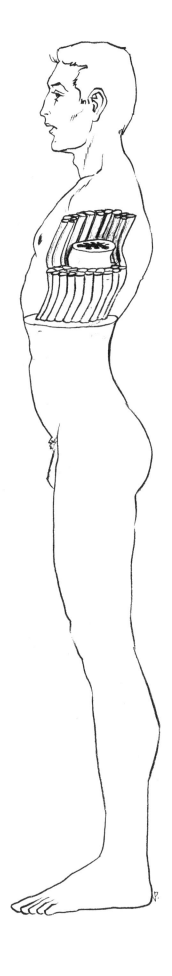

86 4가지 놀람 반사

따라서 직립은 생물학적, 사회적, 기계적, 유기적, 감정적인 작용들이 복잡하게 얽혀 일어나는 현상이다. 또한 각각의 막에서 고유의 리듬으로 흐르는 연동운동이 머리부터 발끝까지 연결되는 현상이기도 하다. 우리는 소화계, 호흡기계, 근골격계 등 모든 기관이 상호작용하여 지속적인 연동운동을 유지함으로써 바로 설 수 있다. 인체가 공포로 인해 경직되면 직립도 영향을 받는다. 내부와 외부 근육 간의 역동적인 상호작용이 직립 자세의 근간이 된다. 즉 직립을 하기 위해서는 척추의 긴 근육과 머리 쪽 직근, 최장근, 회전근, 가시돌기, 사이 근육, 가로 돌기 사이 근육, 다열근, 사타구니의 방형근, 복사근, 햄스트링, 대퇴직근, 비복근, 복직근, 흉쇄유돌근 그리고 척추와 엉덩이, 다리, 머리의 뼈들이 함께 작용해야 한다.

───────

그림 87. 경직 직립- 뒤로 당겨짐. 화살표는, 신체 앞면이 늘어나고 당겨진 반면 척추의 근육은 뒤로 당겨져 있음을 표시한다. 요추와 경추의 근육이 짧아져 만곡이 커져있는 그림이 보인다. 뒤로 물러나는 자세인듯 하나 공격할 태세를 갖추고 있어 마치 쏘기 직전 화살을 당겨 놓은 듯한 형상이다. 공포감에 뒤로 물러난 자세일 수도 있다. 두개골 기저의 근육들이 뒤쪽에서 짧아져 있고, 가슴과 횡격막은 위로 당겨 올라 갔다. 엉덩이와 사두근, 허벅지와 종아리 근육이 강하게 수축되어 있다. 이 자세에선 머리가 뒤로 당겨짐에 따라 두개 내압이 증가한다. 이는 뇌뿐만 아니라 복부와 척추에도 영향을 미친다. 신체 표층은 당겨 올라가 늘어나 있다. 경직 구조를 지닌 사람은 균형이 깨져 있다. 속근인 흉부굴곡근의 작용을 이기고 백색근섬유, 지근, 신체 안쪽 축을 이루는 근육들이 우세해져 있다. 하지만 주머니들 간의 통합은 온전히 유지된 상태이며, 이들 주머니들 사이는 붙어서 커져 있다.

87. 경직, 당겨진 척추, 후퇴: 항중력 자세

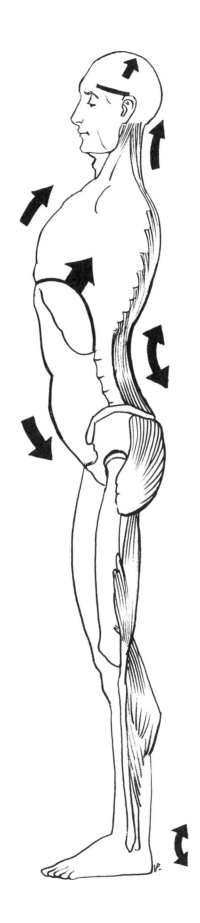

그림 88. 경직된 직립 자세 - 당겨 올라감. 그림
을 보면 항중력 고리의 구조가 다름을 알 수 있다.
골반과 흉부의 구분이 거의 보이지 않고 머리도 위
로 뻗어 있지 않다. 뒤로 넘어지지 않기 위해 조이
고 있으려면 이두근과 햄스트링, 복부 근육이 강하
게 수축해야 하는데, 이러한 수축으로 인해 골반은
앞으로 밀려 가고, 흉부는 복사근을 통해 아래로 내
려가 있다. 가슴은 하강하며, 횡격막은 들숨 상태로
잠겨 있어서 날숨과의 충돌이 일어나며, 이로 인해
복부 장기가 앞으로 밀려 나간다. 흉쇄돌근과 사각
근은 머리가 뒤로 당겨지지 않게 조이려고 수축한
모습이다. 머리 내의 압력이 중심 방향으로 조여진
게 보인다. 이런 사람들의 머리는 위, 뒤쪽보다 똑
바르게 위쪽 방향으로 뻗는 경향이 있다. 이렇게 해
서 직립 자세가 버티고 억제하기 위한 모습으로 변
한다. 이는 놀람/스트레스 연속 반응 중 네 번째 자
세와 비슷하다.

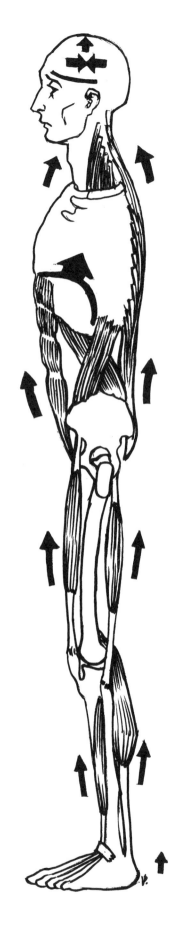

88. 경직, 당겨 올라감, 지배력: 항중력 자세

그림 89. 펌프 기능 : 경직되고 뒤로 당겨짐. 이렇게 경직된 구조를 지닌 사람은 몸의 펌프 기능이 골반, 흉부, 두개 천장에서 확장된다. 횡격막은 보다 크게 확장될 수 있고 아래, 위, 측면 방향으로 수축한다. 그림의 화살표는 힘이 수직방향으로 증폭되는 것을 보여주고 있다. 수축은 운동성과 맥박을 억제시키지 않고 오히려 증대시킨다. 이때 각 공간들은 팽창한다. 분절마다 일어나는 팽창과 수축은 펌프 기능을 증대시켜 엄청나게 채우고 비워낼 수도 있다. 이는 마치 뿜어내는 힘이 강력해진 상태의 심장과도 같다. 단순히 빠르게 펌프질만 하는 것이 아니라 힘과 리듬이 더욱 강력해지는 형국이다.

호흡의 일반적인 기능과 주머니의 역동성, 그리고 이런 자세들을 만들어 내는 느낌은 내부의 펌프 작용에 기반하고 있다. 조임 상태 하에서 골반-복부, 흉부 그리고 두개골의 펌프엔 어떤 일이 일어나고 있을까? 각각의 펌프는 뚜렷하고 독립적인 구조를 형성하는데, 인체를 대각선으로 분할하는 막 역할뿐만 하지는 않는다. 몸의 수직적 팽창, 수축을 유지하기 위해서는 각 펌프들의 통합성이 매우 중요하다. 펌프는 연결된 막들 간의 상호작용으로 이뤄진다. 표층은 두꺼운 결합조직 층으로써, 신경통로, 감각 기관, 혈관들이 그물망같은 막으로 함께 연결되어 있다. 두 번째 층은 근육, 뼈, 그리고 연골로 구성되어 있고, 세 번째 층인 장부층이 이어서 연결된다. 펌프 기능은 횡격막과 체외벽에도 관여한다. 펌프 운동의 조합으로 각 분절마다 따로 또는 함께 신장, 수축하는 아코디언 기능이 생긴다. 펌프 운동이 있는 공간은 흥분이 높아지고, 유지되고, 극심해지고, 다른 분절로 이동한다.

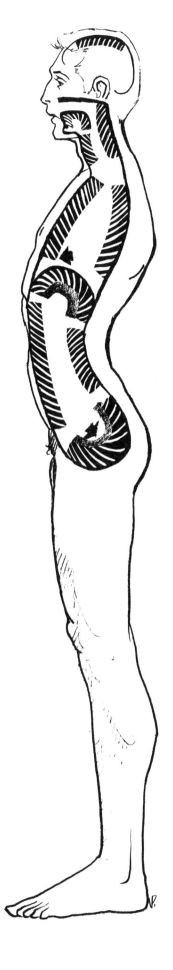

89 경직된 펌프 기능: 뒤로 당겨짐

그림 90. 펌프 기능: 경직 되고 위로 뻗음. 뻣뻣한 채로 위로 뻗은 사람은 펌프도 경직되어 있으며, 복부 골반이 좁게 압축되어 펌핑한다. 흉강과 복강의 펌프가 강력해지면 전반적인 압력도 증가한다. 두 개 경막은 유연한 공간이다. 경직된 구조에서 아코디언 운동은 제한 받지만 여전히 강력한 피스톤 운동이 일어난다. 여기엔 흥분이 증대되어 자기주장이 폭발할 가능성이 잠재되어 있다. 이런 사람들에게 흥분은 좁은 호스 구멍으로 빠져 나오는 강력한 물의 압력과도 같다. 그림의 화살표는 지면에서부터 위로 뻗어가는 힘의 방향을 보여주고 있다.

이런 두 종류의 경직 구조와 그 아코디언 펌프 기능은 모두 다 신장성을 띠고 있고 있다. 날숨이 보다 크게 일어날 수 있는 구조다. 이런 경우엔 흥분이 솟구쳐 오르면 시간이 지나 다시 가라앉는다.

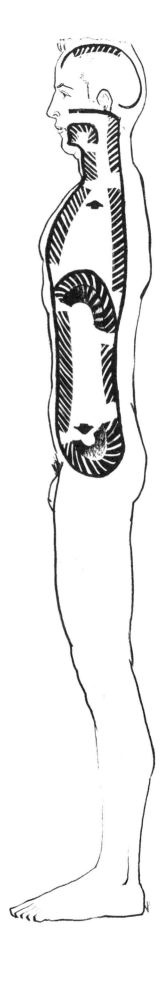

90. 경직된 펌프 기능: 위로 당겨짐

그림 91. 과도하게 팽창된 경직 패턴. 역동적인 힘이 흥분류, 연동운동성, 맥박 그리고 장기 운동성을 방해하고 있다. 이 그림에서 검게 표시된 부위는 조직이 치밀하고 운동성과 흥분 자극이 부족한 곳이다. 반대로 하얀 부위는 흥분 자극이 활동적이고 막힘 없이 흐르는 곳이다. 줄무늬로 표현된 곳에서는 흥분과 억제가 공존하기 때문에 활동적이기도 비활동적이기도 하다. 각 그림에 표시된 화살표는 근육의 당김과 압력의 방향을 가리킨다.

경직 구조에서는 어깨근육과 가슴 근육이 제한되어 팔이 측면으로 조여진다. 복강은 횡격막, 골반 기저부, 장요근과 함께 수축되어 있지만, 복부 장기의 운동성과 흥분성은 여전히 남아 있다. 경직된 사람의 내늑간근은 유연한 상태지만 흉곽과 외늑간근은 굳어 있다. 하지만 폐는 정상적으로 움직인다. 압력으로 인해 엉덩이가 뒤로 당겨지고 종아리는 아래로 내려간다. 또 치골부위는 자기 보호를 위해 수축되어 있다. 압력이 머리 방향으로 흐르고 있어 뇌에서는 과잉활동과 억제가 둘 다 일어난다. 머리와 흉부는 위로 당겨지는데, 이 부위에서 외부, 내부 구조 모두가 자기 인식과 방어 역할을 하도록 균형을 만들어낸다. 머리와 목, 복부 외부, 흉강에서는 충돌이 일어나지만 복부의 중심 부위에서는 그렇지 않다. 몸통 상부의 바깥쪽 둘레는 밀집되어 있으나 충돌은 없다. 하지만 팔과 다리의 흥분은 적정하다. 충돌의 힘이 흥분 파동을 위로 밀어 올리는 상황에서, 목과 머리가 골반으로부터 당겨 올라가 지면으로부터 멀어지면서 겨우겨우 신체의 균형을 잡기 위해 노력한다.

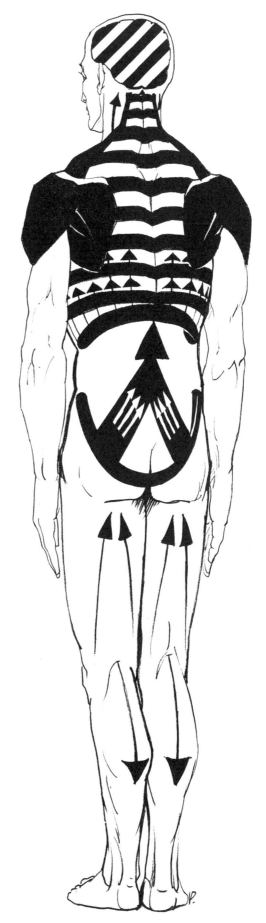

91. 흥분성 힘: 경직, 복종, 통제

소마 형태와 행동 표현
somatic shape and behavioral expression

그림 92. 경직 구조와 역학적 구조를 그림을 통해 나열해서 보여주고 있다. 아래 그림을 통해 다음과 같은 사실을 알 수 있다.

- 층 구조의 원리;
- 내부 역동성과 외부 역동성 및 연관 원리

- 주머니와 횡격막 원리 – 튀어나온 주머니와 밀려 들어간 연접 주머니. 운동성과 연동운동에 미치는 영향
- 모든 구조가 지닌 힘의 방향 – 골반에서 탈출, 지면과 분리 혹은 골반으로 압축, 지면에 고정.
- 내부 기관의 형태

각각의 이미지는 구조의 서로 다른 측면을 제시하고 있다.

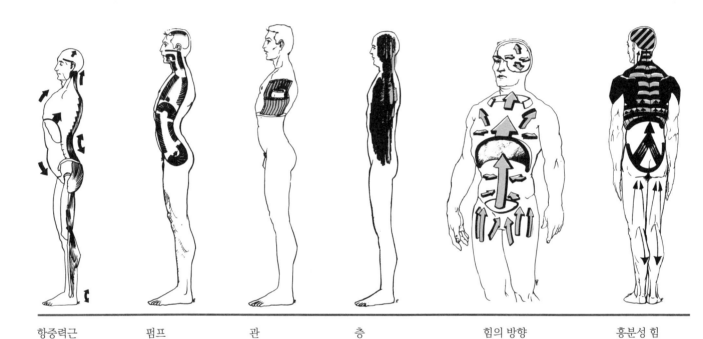

| 항중력근
anti-gravity
muscles | 펌프
pumps | 관
tubes | 층
layers | 힘의 방향
direction
of force | 흥분성 힘
excitatory
forces |

92. 경직 패턴

독립은 그가 희망하는 바이지만,
고독이 상으로 주어지네.
염려하는 마음은 그의 표상이지만,
지배욕은 그의 성품이라네.
그는 애정을 갈구하지만,
사실은 꾸지람을 듣고,
오만은 그가 두려워하는 바이지만,
경쟁이야말로 그가 꿈꾸는 것이라네.
그는 자신의 비밀이 받아들여지길 바라고,
사랑하기 보다 사랑 받길 원하며,
자신의 내면에서 전해지는 무언가엔 저항하지만,
타인의 내면엔 다가가려 한다네.

경직 구조의 특징,
타자를 향한 공격적 지배자

역할
영웅
여주인공
지배자
투사

외형
당겨 올라감
압착
동결
강경
조여짐
불안정
공격적

마음 상태
전투적
독립적
지배적
성과
극단적

감각/감정의 질
화
두려움
자존심
승부욕
신중함
긍정적
분노한
믿을만한
도발
모험
대면
직면
너그러움
잔인함
부정적
슬픔
폭주

공포
거절
공격
위축
학대
의존성
벅참
통제불능

전통 심리학적 범주
남근
신경질적
우울한
광기
가학자

심리적 기능
집착-세심
권위주의적-권위주의자
고취시키는-비난하는
대상화-투영시키는
긍정적-부정적
독선
권력욕

흥분
강인함
국소화
우울감
불안감
침묵

운동성
끈기
관통하는
억제된
단단함
좁은
부드럽게 할 수 없는
녹을 수 없는

지면과의 관계
자라 오르는
비유연성

주머니
당겨 올라간
뒤로 당겨진
길어진
조여진

자아 경험
뼈와 근육이 있는 중간 및
　외부층
중추신경계
머리, 어깨, 척추, 가슴,
　팔, 손

신체 자세
과잉 활동하는 뇌
길어진 목
더운 가슴
올라간 늑간
올라간, 단단한 횡격막,
　내적 긴장
위로 당겨진 다리, 장요근,
　성기

기본 특성
힘

타인과의 관계
자신을 크게,
타인은 작게 만든다.

싸움 방식
공격적
독립적

권위적 관계
지배하는
경쟁하는
상관에게 믿음을 주는
"뭘 할지 내가 결정한다."

일터에서
제한하는
보수적인
과잉행동
지휘하는
세상으로 나아가는
도전적인
관습적인
단호한

동료, 부하간의 관계
지배적인
도전적인
지휘하는
극단적인
무감각한
경쟁적인

배우자, 자녀와의 관계
가부장적인
가모장적인

성 기능
공격적으로 골반을 움직
　임, 다정함 결여

소마 학습과 치료 방향
구조 해체
단축
조임 이완
외부를 수용하고, 연결하
　고, 다가갈 것을 교육.
도전적 행동
부드러운 리듬을 권장
지면으로 내려오게 낮추기
하부 주머니의 맥박을
　회복
양보 교육
부드러움 교육

치밀 구조 the dense structure

_____

그림 93. 치밀 구조를 지닌 사람의 감정 자세. 치밀 구조를 지닌 사람들은 "시켜줘" "날 모욕하지마" 혹은 "난 할 수 없어"라는 감정 신호를 자세를 통해 내보낸다. 이들은 구조적으로 응축되고, 조여져 있으며, 고집스럽고 대담하게 표현한다. 하지만 맥박은 빈약하고, 연동운동은 짧고 줄어들어 있어서, 몸에 가해지는 압박을 완화시킬 방법을 찾는다. 치밀 구조 타입의 사람은 타인에게 자신을 투사하거나 밀어낸다. 이들은 안으로 당기고, 참고, 잡아내리고, 행동하지 않음으로써 스스로를 작게 만든다. 마치 발기부전 환자처럼 무기력해 보이기도 한다. 이들은 스스로 참아내거나 대상을 거부하는 성향이 있다. 치밀 구조를 지닌 사람은 의존하길 거부하거나, 혹은 완전히 독립될까 두려워하는 두 가지 감정 사이에 갇혀있다.

치밀 구조는 유년기에 겪었던 주변의 지지나 기대감에 대한 기억이 근거가 되어 형성된다. 지지가 결핍되거나 기대가 실망감으로 변했을 때 받았던 상처가 이러한 신체 구조 형성에 영향을 미친다. 경직 구조나 치밀 구조에는 모두 유년 시절에 몸이 경직되거나 조여지며 겪었던 놀람 반응이 반영된다. 경직 구조를 지닌 이는 과도하게 확장되어 타인을 멀리 하지만, 반대로 밀집 구조를 지닌 이는 과도하게 수축된 채 타인을 멀리한다는 점이 서로 다르다. 하지만 둘 다 어릴 때 겪었던 두려움이나 버림받은 공포에 방어적으로 경직된 경우이다. 치밀 구조는 침범에 의해 발생하며, 구조가 형성되는 초반에는 사랑을 받는다. 이후에 독립성이 발달해 갈 때 창피와 모욕감을 당하면서 구조가 뒤로 당겨지는 결과를 낳는다.

치밀 구조를 지닌 사람의 가족들은, 그에게 격려를 표하지만 비난도 한다. 그 결과 공격을 물리치기 위해 조여지고 경직되는 반사가 생긴다. 경직 과정에서 몸은 뒤로 당겨지고, 압축되며, 안으로 당겨져, 외부층이 두껍게 변한다. 이런 지지와 격려, 그리고 비난에 이어지는 회피 반응에 의해 직립은 억눌리고, 신장하는 능력은 없어지며, 내부공간은 압박받고, 흥분은 장부 쪽에 가둬진다. 하지만 표면적으로는 이런 상태를 가린다. 또한 동면 구조를 만들어내기도 하는데, 겉으로는 차갑고 안은 뜨거우며, 다정함을 유지하지만 자신에겐 공격적이다. 치밀 구조를 지닌 사람들은 공격적이고 단호한 모습을 보이기 위해 억누르거나 혹은 폭발하는 성향을 지닌다. 또한 이들은 나눔에 익숙지 않다. 이들은 무언가를 숨기는 성향이 있다. 따라서 확장과 비난 사이에서 충돌이 겪는다. 모욕감에 대한 공포보다 취하지 못하는 편이 훨씬 수월하기 때문에, 받아들이지만 집착하면서 자신의 느낌을 숨긴다.

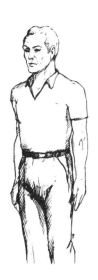
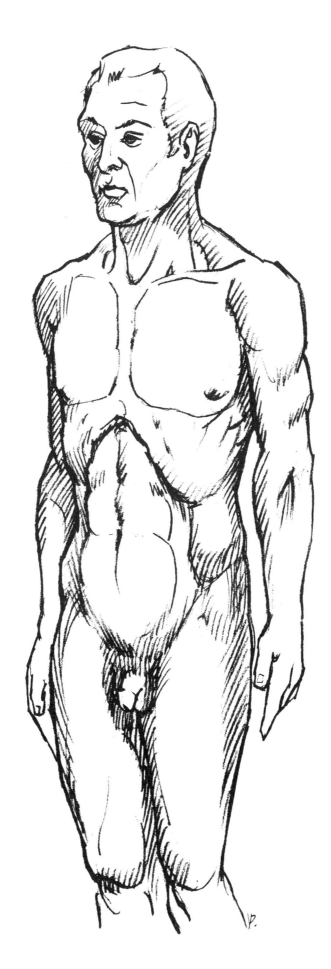
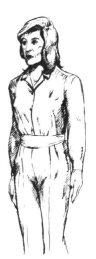

93. 감정 자세: "시켜줘"

그림 94. 힘의 방향: 치밀 구조. 치밀 구조는 압축되고 응축되고 짧아진 형태를 하고 있다. 하지만 가라앉아 있지는 않다. 내부의 힘은 앞에서 뒤로, 머리에서 골반으로 압박한다. 머리, 쇄골, 하부 늑골, 골반 기저의 둘레에는 수축 벨트가 있다. 장부에 하방으로 가해지는 압력은 장골능 주변의 벨트를 자극하며, 횡격막은 날숨 상태로 고정된다. 주머니는 압박 받고 조여지고 두꺼워진다. 따라서 내부의 공간이 좁아지고 치밀해 질 수밖에 없다. 흉강과 복강은 하나처럼 작동하기 시작하며, 쇄골 주변의 괄약근이 수축되어 마치 목이 졸리는 듯한 느낌을 받게 한다. 골반도 마찬가지로 배출구가 없이 압박되는 느낌을 받는다. 치밀 구조를 지닌 사람은 밀어내지도 당기지도 못한다. 힘들이 서로 서로 부딪혀 되돌아오기 때문이다. 이들의 뇌는 압박되고, 목과 소화기는 밀려 내려가며, 가슴과 횡격막은 마치 벨트로 조여진 듯 내려가고 당겨져 있다. 횡격막 또한 뒤로 당겨지고 결장, 전립선, 직장 등 내부 장기가 아래로, 안으로 밀려있다. 항문, 성기, 그리고 엉덩이는 또 하나의 벨트처럼 위로 안으로 당겨져 있다. 결과적으로 둘 다 모두 내전근, 외전근이 짧고 두툼하고 압축되어 있다. 운동성은 억제되어 있고 구조는 돌출되어 있다.

치밀 구조를 하나의 관으로 본다면, 또 다른 역동성이 나타난다. 이는 마치 뚜껑이 닫힌 채로 위, 아래 방향에서 짜진 치약과 같다. 댐이 무너지듯 터지거나 폭발할 것만 같은 형국이다. 이는 흉강과 복강이 합쳐지고 목과 항문 주변이 압박 받는 결과를 낳는다. 이런 구조를 지닌 사람들의 체벽은 단단하고 두껍고 짧다. 또 관 전체가 안으로 눌려 목과 허리가 사라진다.

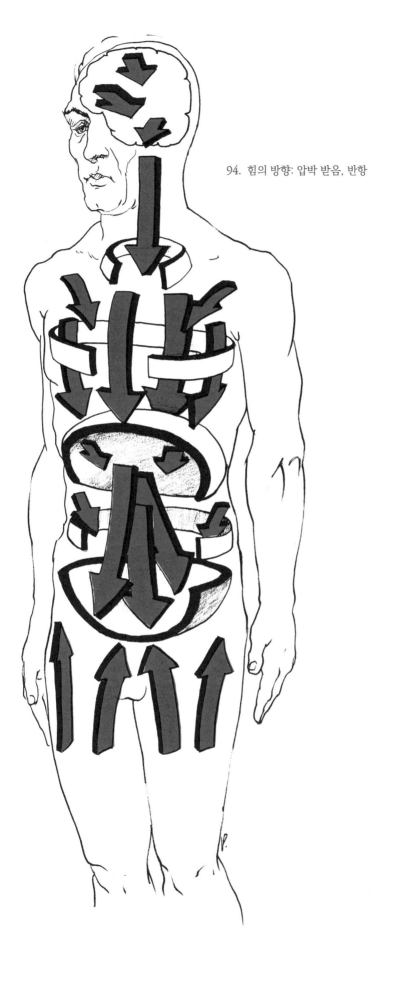

94. 힘의 방향: 압박 받음, 반항

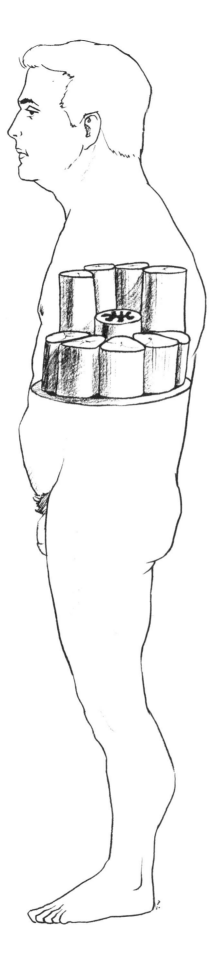

그림 95. 치밀한 관 구조를 지닌 사람. 관, 막, 주머니 그리고 횡격막은 맥박의 수직적 흐름을 유지시킨다. 이런 신체는 스트레스에 저항하느라 직립 자세에 변형이 온다. 치밀 구조에서 관은 두꺼워지고 중력 중심은 아래로 향한다. 결과적으로 신체에 조임이 발생한다. 근섬유가 두꺼워지면서 내부 공간이 좁아져 응축이 심해지다 보니 순환이 어려워진다. 그리고 이 과정에서 증가한 압력을 통증이라기보다 강함으로 인식한다. 조직들은 마치 풀로 붙인 듯 치밀해지고 단단하게 묶여 있다. 이 구조를 지닌 사람은 완고하고 저항적인 성향을 지닌다. 치밀해진 몸으로 꼼짝 없이 움직이지 못하는 상황에서는 스트레스가 쌓인다.

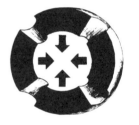

95. 치밀한 관 구조

그림 96. 치밀한 직립 자세와 항중력근. 우리는 머리가 목 위로 올라가 있는 것을 보고 직립 자세를 확인한다. 머리에 균형을 잡고, 주변을 둘러보며, 목을 세우고 있으려면 여러 가지 힘들이 협응한다. 따라서 머리를 보호하기 위해 목을 끌어 내리는 사람은 균형을 잡기가 어려워진다. 이런 자세는 경계심을 키운다. 따라서 쪼그리고, 짧아지고, 항복하지 않기 위해 머리를 당긴다. 그림을 보면 표층은 비대해져 단단하게 묶여 있으며, 근육은 과사용 되어 짧아져 있다. 이들의 근육은 마치 요새와 같다. 요근와 둔근은 단단하게 수축되어 있고, 표층 척추 근육 전체가 과도하게 늘어나 있으며, 굴곡근인 신체 전면의 적색근은 긴장되어 있다. 흉벽의 근육, 목의 근육, 사각근은 머리를 뒤로 당기고 있다. 그렇지 않으면 머리가 가슴 위로 떨어지거나 균형을 잃거나 공처럼 말릴 것이다. 허벅지 앞쪽 근육은 과도하게 늘어나 있고 종아리 근육은 부풀어 있다. 앞쪽 복사근과 요방형근이 짧아져 있는 게 보인다. 마치 목이 없는 어린 아이의 모습처럼 관이 하나로 되어 있다. 이런 사람들은 목과 목구멍이 닫히고 항문과 성기 괄약근도 닫힌다. 따라서 아무것도 들어오고 나가지 못하여 전신에 긴장감이 유발된다. 뇌는 뒤, 아래 방향으로 힘이 실리고 내부 장기는 압박을 받는다. 복부 장기는 위로 떠올려지고 횡격막은 흉곽에 의해 아래로 내려간다. 날숨이 얕고 힘겨우며 들숨도 어려워 진다.

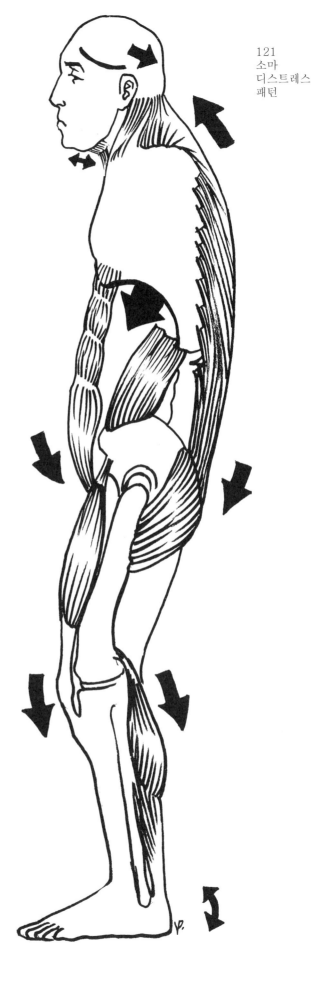

96. 항중력 자세: 치밀, 아래로 당겨짐, 반항

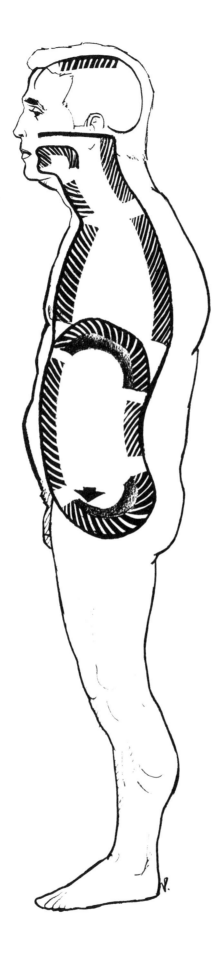

그림 97. 치밀 구조의 펌프 기능: 각 주머니들이 길어지지 못하고 두껍게 압축되어 있다. 자신은 주머니들이 작아진 느낌이 들지만 사실 주머니들은 묶여있는 상황이다. 체벽이 두꺼워져 운동에는 제한이 생기고, 두개강은 짧아지며, 복강과 골반강이 합쳐진다. 그림에 보이는 화살표는 아래로, 안으로 향하는 역동성을 나타낸다. 이런 상황에서는 정상적인 신체 확장이 어려워진다. 중심 장기는 서로를 억제되어 묶여진 채 조여진다. 결과적으로 장기는 자유롭게 맥박 치지 못한다. 이들 몸의 아코디언 기능은 강력한 힘을 가진 단단한 용수철이나 유압식 프레스와 같은 작용을 한다. 즉 느리고, 확고하고, 차분하여, 흥분하지 않는 상태이다. 이런 구조는 폭발하거나 새어나가기 직전까지 엄청난 압력을 견뎌낼 수 있다. 활동성은 강하나 확장이나 깊은 압축은 불가능하다. 압력의 증가는 살아있음을 느끼는 기본적인 감각을 만들어 낸다. 치밀 구조를 가진 사람은 억누름으로써 흥분을 조절하는데, 흥분은 중간 층, 내장, 뇌줄기, 중뇌에 가둬진다. 신경학적 흥분이 극심해지면 폭발하기 직전까지 몸이 굳어진다. 저항, 공포, 그리고 동떨어짐은 밀집 구조를 지닌 사람들의 감정적 표현이다.

97 치밀 구조의 펌프 기능: 압박

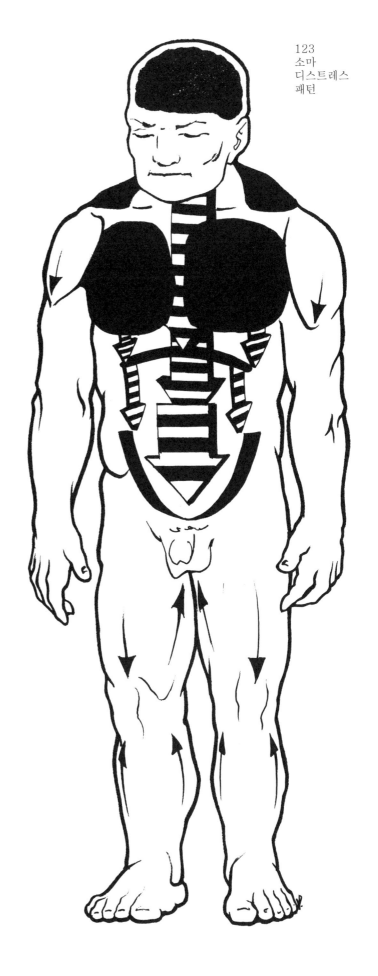

그림 98. 과잉 수축 패턴을 지닌 치밀 구조. 역동적인 힘이 흥분의 흐름과 연동 운동의 박동, 그리고 장기의 운동성 등을 방해한다. 그림에서 검게 칠해진 부위는 조직이 치밀하고 운동성과 흥분성이 부족한 곳이다. 반대로 하얀 부위는 흥분이 활동적이고 막힘없이 흐르는 곳이다. 줄무늬로 표현된 곳에서는 흥분과 억제가 공존하며, 활동적이기도 비활동적이기도 하다. 결국 그림에 표시된 화살표는 각각 근육의 당김과 압력의 방향을 설명한다.

　치밀하거나 압축되어 저항성을 지닌 구조로 인해 인체 앞부분이 짧아진다. 골반기저, 어깨, 뇌, 두개 천장, 신체 표면, 쇄골, 어깨, 허벅지, 신체 앞면이 강하게 밀집되어 있음을 볼 수 있다. 그림에 보이는 화살표는 중심 부위에 있는 흥분을 가리키고 있지만 표층은 밀집되고 압축되어 있다. 외부의 무감각과 내부의 활동성 사이에 충돌이 일어나면서 화산 효과를 일으키는 형국이다. 코어인 뇌줄기에 불이 일어나는데 꼭대기에 있는 뇌는 압박 받고 있는 상황과 같다. 강력한 힘이 신체를 잠그기 위해 앞으로 구부리는데, 강한 내부의 흥분감이 그 사람의 중심에 자리잡고 있다.

98. 흥분성 힘: 치밀, 저항, 부끄러움

소마 형태와 행동 표현
somatic shape and behavioral expression

_____

그림 99. 치밀 구조와 역학적 구조를 그림을 통해 나열해서 보여주고 있다. 아래 그림을 통해 다음과 같은 사실을 알 수 있다.

- 층 구조의 원리;
- 내부 역동성과 외부 역동성 및 연관 원리

- 주머니와 횡격막 원리 - 튀어나온 주머니와 밀려 들어간 연접 주머니. 운동성과 연동운동에 미치는 영향
- 모든 구조가 지닌 힘의 방향 - 골반에서 탈출, 지면과 분리 혹은 골반으로 압축, 지면에 고정.
- 내부 기관의 형태

각각의 이미지는 구조의 서로 다른 측면을 제시하고 있다.

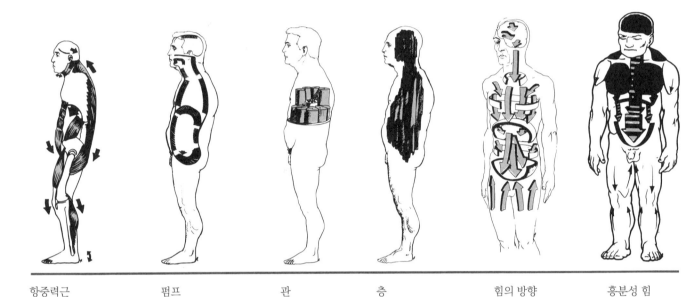

| 항중력근
anti-gravity
muscles | 펌프
pumps | 관
tubes | 층
layers | 힘의 방향
direction
of force | 흥분성 힘
excitatory
forces |

99. 치밀 패턴

자유를 바라지만,
그에겐 순교가 상으로 주어지며,
공감하는 마음이 그의 표상이지만,
배신에 대한 공포가 있다네.
그는 감사함과 인정을 갈구하지만
사실은 욕망을 추구하며 고군분투 하고,
독립을 희망하지만,
평화롭게 살고 싶어하네.
하나의 비밀을 다른 사람과
개인적으로만 나누길 원하지만,
고립되지 않은 채,
뿌리 내리고, 소속되고, 받아들여지길 바란다네.

역할
저항자
방어자
고군분투하는 사람

외형
압축된
눌려진
꽉 채워진
과도 경직
압박된

마음 상태
반항
고군분투
방어
물리치는
거부

감각/감정의 질
의심하는
회의적인
집착하는
겸손한
믿을만한
두려운
패배한
희망적인
자비로운
반항하는
악의적인
충성스런
굽실거리는
확고한
완고한
수치스러운
공감하는
보호하는

공포
타인을 공격
커짐
독립성
애착
통제불능

전통 심리학적 특성
우울한
수동적이고도 공격적인
내부 폭발
자기부정

심리적 기능
비관론 : 현실주의
부인 : 확인
의존 : 독립
참아내기 : 포기하지 않음

흥분
외부 조임
내부 폭발
폭주하는
강렬한
무딘

운동성
응축되고 날카로운
두꺼운 구역
심한 확장
녹지 못하는

지면과의 관계
밀어 넣는
단단한

주머니
압박받아 염증이 생김

자아 경험
골격근, 심부의 장
자율신경계
복부, 가슴, 목, 골반,다리

신체 자세
밀집된 뇌
짧아진 목
차고 약한 가슴
어깨 들림
경직되고 평평한 횡격막
압축된 골반, 다리

기본 특성
진지함
숨김

타인과의 관계
자신을 작게,
타인을 멀리.

싸움 방식
움직이지 못하는
기다리는

권위적 관계
인정받길 원함
약화시키는
굴종적으로
"내가 뭘 해야 하는지 말해
줘."

일터에서
억제된
헌신하는
적대적인
의심 많은
부지휘자
협조적인
조심스러운
반항하는
고립된
단호한
자신을 유지하는

동료, 부하간의 관계
다가오길 바라는
협조적인
충성스러운
간접적인
의존적인

배우자, 자녀와의 관계
공감하는
자기 희생

성 기능
골반 누름
조여진 성적 움직임
감각은 있으나 갇혀있는

소마 학습과 치료 방향
방향 설정
표면 부드럽게 하기
목 늘이기
주머니 분리
단호함을 격려
연장하기,늘리기,
압력 줄이기
리듬 회복하기
흥분을 움직이고, 맥박을
바깥으로

팽창 구조 the swollen structure

그림 100. 팽창 구조의 감정 자세. 팽창 구조의 사람들은 "날 가져" "가까이 가게 해줘" "너의 구조를 줘" 혹은 "너의 공간을 줘."라고 감정으로 말하고 있다. 구조적으로 응축되고, 조여져 있으며, 고집스럽고 대담한 표현을 한다. 맥박은 빈약하다. 연동운동은 짧고, 줄어들어 있으며, 압박을 완화시킬 방법을 찾는다. 구조가 부풀고 터질 듯 한다. 부풀고 커지니, 무서워서 없애려 한다. 다시 말해, 화가 나서 부풀지만 내면에 있는 무시나 멸시로부터 멀어지려는 것이다. 팽창 구조를 지닌 이들은 거만함을 기본적인 감정 자세로 취한다. 그들이 타인에게 저항하는 것처럼 보이지만 실상은 자기만의 영역과 자존심을 해치지 말아달라고 애원한다. 실제로 하려는 말은 "날 밀어내. 내가 영역을 지킬 수 있게."이다. 이들은 진심으로 붕괴되는 것을 두려워 한다.

이 구조를 지닌 이들은 자유롭게 움직이지 못하는데 아주 어려서 겪었던 상처 때문이거나 후에 독립을 시도했으나 무산되었던 경험 때문이다. 이는 어렸을 때 가족이 과잉보호를 했거나, 속였거나, 부추기거나, 항상 무언가를 해주지만 어려움은 대신 해결해 주었거나, 부모의 기대에 부응하며 살기를 요구 받은 경우에 형성되는 구조이다. 아이는 혼자 할 수 있다고 소리친다. 하지만 방치되진 않는다.

팽창 구조는 내면에 쌓여가는 흥분에 대한 욕구로부터 도망치기 위해 몸이 부풀어오르면서 생긴다. 이런 사람들의 연동운동은 그 움직임이 탐지되지 않을 만큼 무기력하지만 그 아래는 동맥류같이 폭발할 만큼 큰 압력을 받고 있다. 압력을 완화시키려고 노력하거나 혹은 계속 유입되길 원한다. 이 구조는 붕괴에 대한 두려움으로부터 계속 직립을 유지하기 위해 관을 팽창시키고 펌프 운동을 높인다. 모든 흥분은 표층에만 있고 내부 관은 그렇지 않다.

부어 오른 사람은 어른스러운 아이와 같다 즉 스스로는 어른이라 생각하지만 내면에는 미성숙한 성격이 많이 남아있다. 그리고 타인이 원하는 대로 되기 위해 몰두한다. 자신을 채우기 위해 전념한다. 담아두는 것을 어려워한다. 무언가를 담아두지 못하기 때문에 스스로를 어딘가에 내던지는 것이다.

모임이나 가족, 직장에서는 잘 따라 하는 사람이다. 타인과 잘 동화된다. 타인의 욕구를 잘 꿰뚫어 보는데 이것이 이들이 기능하는 방식이다. 자신의 정체성을 찾아 다니는 와중에 타인이 기능하는 방식도 잘 알아차린다. 이들은 창의적일 수 있으며 내면의 정체성에 대해 자신의 모든 노력과 시도를 쏟아 붓는다.

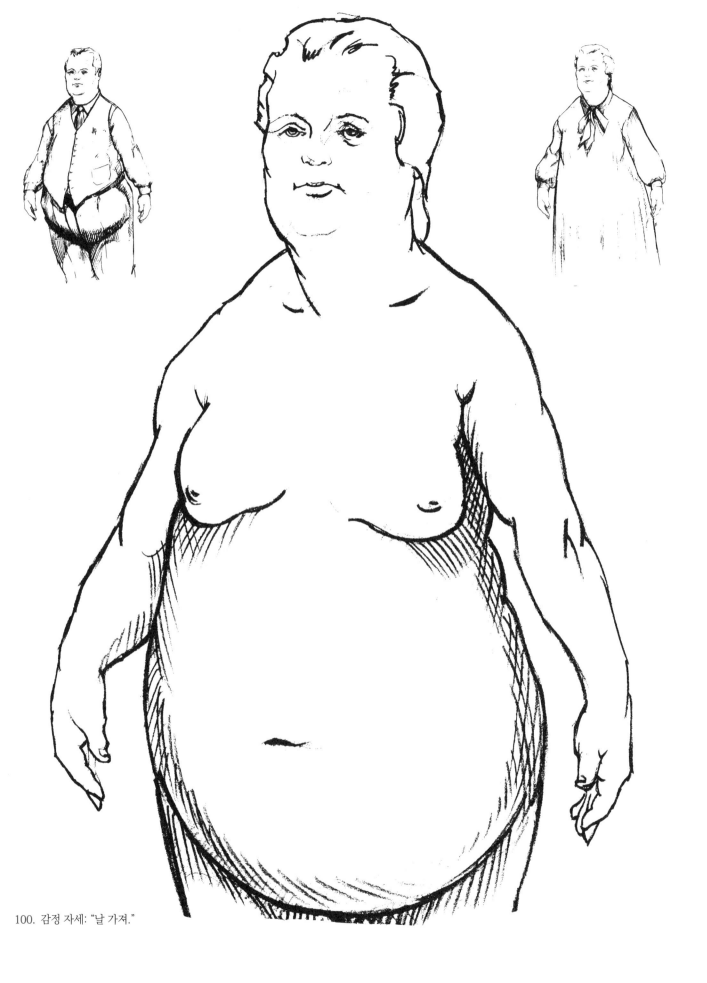

100. 감정 자세: "날 가져."

그림 101. 힘의 방향: 팽창 구조. 팽창 구조는 과도하게 확장된 구조로서 마치 터질 것 같은 풍성처럼 부풀어 있다. 팽창하는 힘이 바깥으로 누른다. 체벽이 얇다. 압력이 안에서 밖으로 증가하여 힘이 아래와 위로 향한다. 모든 수용할 수 있는 공간의 근육이 얇아진다. 뇌는 부풀고, 목과 쇄골에 가해지는 힘 때문에 목이 졸리는 느낌이 발생한다. 내부 압력이 가슴을 좁게 만든다. 흉강, 하부 늑골, 복부, 횡격막의 힘이 밖으로, 아래로 향하여 배가 불룩해진다. 아래로 내려가고 골반 횡격막은 아래로 치골 부위는 밖으로 밀려난다. 서양 배처럼 생긴 체형은 내전근이 넓게 퍼진다. 연동운동은 최소가 된다. 이런 구조는 마치 강 입구의 형성된 삼각주처럼 넓게 펼쳐지고, 담고 있는 것이 거의 없이 주변환경으로 폭발하듯 침투한다. 불룩해진 복강은 가슴, 머리, 목, 골반 부위를 좁게 만든다.

하나의 관으로 보았을 때, 물이 가득 찬 상태로 한쪽 끝은 압력을 받고 반대쪽 끝엔 어떤 수축도 없는 상태라 할 수 있다. 한 쪽 끝에서 밀어내는 힘으로 인해 내용물이 반대쪽으로 스며 나온다. 과도하게 팽창된 복강은 밀집 구조 사람들의 흉강이 과도하게 확장된 것과 비슷하다 할 수 있다. 그러나 복강이 팽창된 것은 근육이 확장된 것이 아니라 물과 공기가 찬 것이다. 관 내부가 부풀어 마치 주머니가 된 듯하다. 어깨 뼈 부위에서 과도하게 확장되었을 뿐 두강, 골반강은 더 이상 확장되지 않게 억제된다. 신체의 자연스러운 윤곽이 사라진다. 주머니와 횡격막의 통합성도 왜곡된다.

73. 조여져 있거나 풀려 있는 관

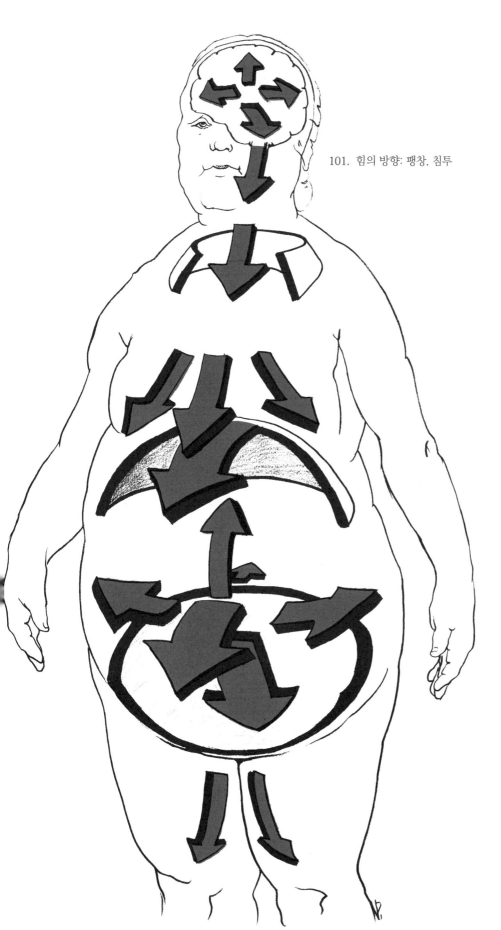

101. 힘의 방향: 팽창, 침투

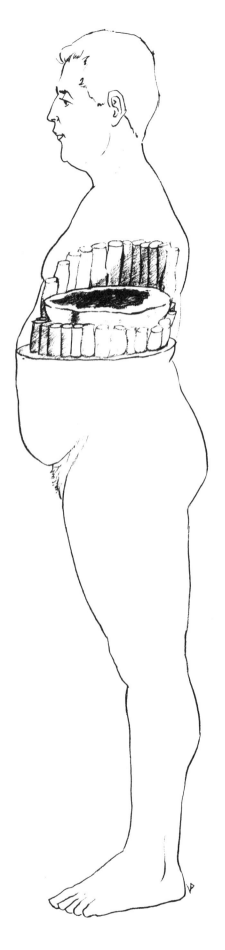

그림 102. 팽창된 관 구조의 신체 형태. 팽창 구조는 체벽이 얇고 저항이 제대로 이뤄지지 않는다. 내부 관은 부풀고 주머니는 확장되어 지탱하는 역할을 대신한다. 조직이 부어 있어 확장이 약하게 일어난다. 주변의 형태를 따라가기 위해 부풀어오르면서 점점 커진다. 중간 층은 부드러워 밀집 구조와는 반대이다. 팽창 구조는 움직이도 저항하지도 못하는 상태이다. 또한 내용물을 부분적으로 또는 전체적으로 함유하는 데 어려움을 겪는다. 무언가 나가기만 하고 들어오지는 못한다. 이 자세는 침투 또는 간섭하는 자세이다.

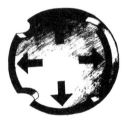

102. 팽창된 관 구조의 신체 형태

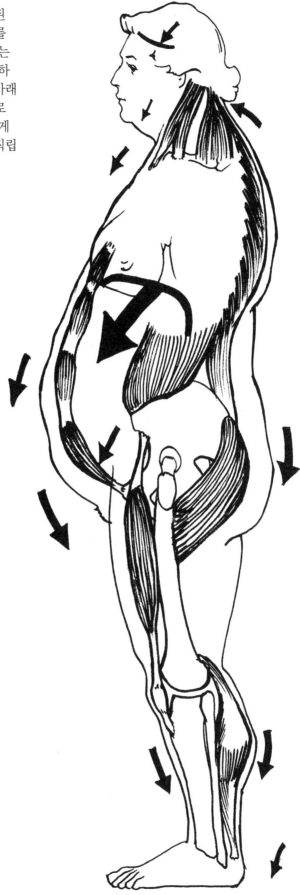

그림 103. 팽창된 직립 자세와 항중력근. 팽창된 사람들은 붓고 커지고 과도하게 확장되어 상대를 밀어낸다. 화살표는 복부 전면의 체벽이 늘어나는 바람에 신체 후면 근육이 넘어지지 않도록 과도하게 경직된 것을 가리키고 있다. 상체의 무게가 아래 방향으로 무너진다. 골반은 말려들어가지만 뒤로 당겨지지는 않는다. 횡격막은 복부 내용물의 무게로 인해 아래로 당겨진다. 목 기저와 종아리가 직립을 유지하기 위해 수축한다.

103. 항중력 자세: 팽창, 비대, 침투

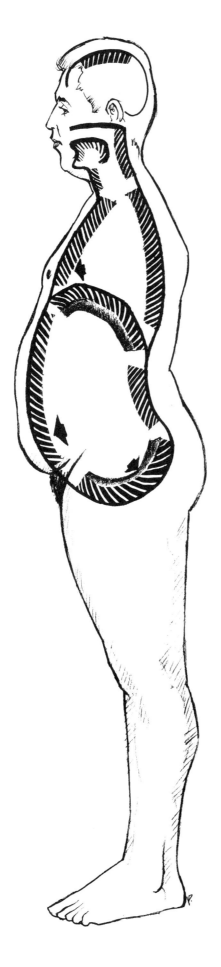

그림 104. 펌프 기능: 팽창 구조. 팽창 구조인 사람들은 신체 표면을 지속적으로 넓힘으로써 증가하는 압력을 완화한다. 주머니는 크지만 빈 느낌이 든다. 주머는 공기, 물, 지방으로 부풀어 올라 마치 물 밖으로 나온 복어와 같다. 그 결과 흥분은 밖으로 퍼져가고, 표면이 돌출되거나 무감각해진다. 팽창 구조의 사람은 흥분을 표면으로 그리고 주머니로, 뇌로 보낸다. 흥분은 누군가를 유혹하거나 혹은 누군가에게 다가가는 데 쓰여진다.

이들은 또한 부풀어 오르면서 지면에서부터 멀어진다. 내부 공간의 벽은 늘어나고 당겨져서 얇아져 있다. 횡격막은 한계선까지 평평해져 있고 되돌아오지 못한다. 펌프해서 위로 올라가지만 아래로 내려오진 못한다. 호흡이 짧고 약하게 움직인다. 물과 가스 그리고 감정조차도 이와 똑 같은 상황에 있다. 이들은 누군가가 다가오는 것을 원치 않는다. 아코디언 움직임도 제한되어서 수직으로는 확장, 수축하지만 수평으로는 거의 못한다. 팽창 구조는 주변으로 새는 구조라서, 스며 나오고, 산산이 흩어지고, 파열된다. 내부 공간은 확장되어 있다. 장기의 운동성은 유지되기 보다 흩어져 버린다. 따라서 느릿느릿하고 반응이 거의 없다. 흥분은 주머니와 주머니들 사이로 전달되지 못한다. 펌프는 표면에서 일어나지만 체벽이 얇아서 마치 풍선처럼 지면에서 떠올라 있다. 느낌으로는 마치 뼈가 없는 것 같아서 부풀어 올라감으로써 지탱하려 하는 것이다 그러나 이는 너무 많이 퍼져 버리게 만드는 위험을 초래한다.

104. 팽창 펌프 기능: 풍선처럼 부풀어오름

그림 105. 과잉 확장 패턴으로서의 팽창. 역동적인 힘이 흥분류, 연동운동성 맥박 그리고 장기 운동성을 방해하고 있다. 이 그림에서 검게 표현된 부위는 조직이 치밀하고 운동성과 흥분성이 부족한 곳이다. 반대로 하얀 부위는 흥분이 활동적이고 막힘없이 흐르는 곳이다. 줄무늬로 표현된 곳은 흥분과 억제가 공존한다. 활동적이기도 비활동적이기도 하다. 결국 각 그림의 표시된 화살표는 근육의 당김과 압력의 방향을 설명하는 것이다.

　팽창 구조는 지면에 바로 서기 위해 머리부위가 수축한다. 지신의 감각을 주체할 수 없거나 현실에 조종당하지 않으려는 노력이다. 나머지 장기는 과도하게 확장되어 있다. 줄무늬로 표시된 곳은 신체의 표면과 얼굴, 목, 그리고 중심 내장기관에 흥분이 있음을 나타내고 있다. 그러나 가슴에는 흥분이 아주 약하게 표시되어 있다. 내부 관은 과도하게 운동한다. 가슴 부위와 복부의 줄무늬는 내부 기능의 붕괴와 팽창 부위의 확대, 그리고 주변에 휘둘리지 않으려는 노력을 나타낸 것이다. 여기여, 외부 관에서는 윗부분만 수축하는데 내부 관이 내용물을 담는 제 기능을 할 수 있게 충돌이 일어나는 것이다.

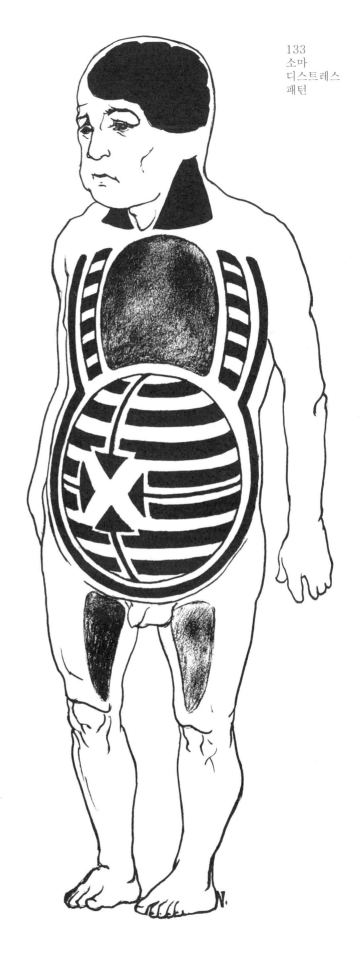

105. 흥분성 힘: 팽창, 합병, 조작

소마 형태와 행동 표현
somatic shape and behavioral expression

———
그림 106. 팽창 구조와 역학적 구조를 그림을 통해 나열해서 보여주고 있다. 아래 그림을 통해 다음과 같은 사실을 알 수 있다.

- 층 구조의 원리;
- 내부 역동성과 외부 역동성 및 연관 원리

- 주머니와 횡격막 원리 – 튀어나온 주머니와 밀려 들어간 연접 주머니. 운동성과 연동운동에 미치는 영향
- 모든 구조가 지닌 힘의 방향 – 골반에서 탈출, 지면과 분리 혹은 골반으로 압축, 지면에 고정.
- 내부 기관의 형태

각각의 이미지는 구조의 서로 다른 측면을 제시하고 있다.

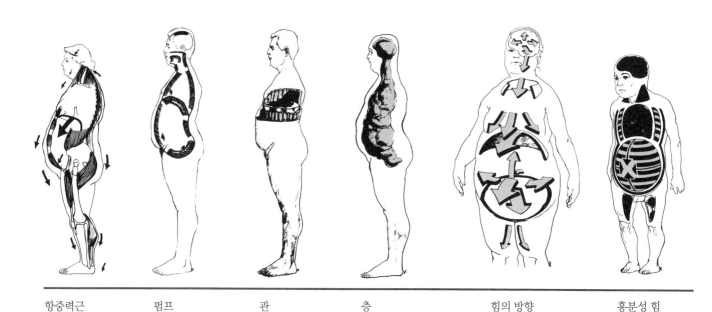

| 항중력근
anti-gravity
muscles | 펌프
pumps | 관
tubes | 층
layers | 힘의 방향
direction
of force | 흥분성 힘
excitatory
forces |

106. 팽창 패턴

타인이 아닌 바로 자신이 깃들 수 있는 육체를 찾지만
모든 것은 타인의 의지에 의해 좌우될 뿐.
약속을 견고하게 해도 전달할 수 없다네.
그는 타인에게 감명을 주거나
그들을 소유하려는 마음에
사로잡혀 있다네.
영원한 낙관론자이자
또한 젊은 마음을 지닌 채 살아가는 이여.
어린 아이의 마음은 부정하면서
늘 커다란 존재가 되길 원하네.
집어 삼키거나 삼켜지면서
바로 거기서 살아간다네.

역할
카멜레온
허세
모든 이에게 모든 것을

외형
부풀은
팽창된
서양 배 모양
젤리 같은

마음 상태
조종하는
비협조적인
허세부리는
침범하는
독점하는
빼앗으려는

감각/감정의 질
과장된
불만족하는
자기 열중
나르시즘
유혹하는
타인과 동일시하는
사교적 흥미를 갖는
가능성을 보고,
 합류하려는
폭발하는
열등한
달아오르는
공감하는
미래를 보는

공포
작아짐
공허감
소속되지 못함
협조 받지 못함

전통 심리학적 범주
조울병의
나르시즘적인
충동적인
거창한
거드름피우는

심리적 기능
어른이 된 아이
자기욕구 부정
자신을 원하게 만들지만,
 사실은 자신이 그
 사람을 원함
피상적인

흥분
운동형
삼투성의
부풀은
무질서한
달아오르는

운동성
자유로운 흐름
영역구분이 없는
구불구불한
침범하는
담고 있지 못하는

지면과의 관계
떠오르는
타인 안에 사는

주머니
부종과 팽창으로 비대해진

자아 경험
외부 층, 피부, 신경, 감각
피질
손, 입, 감각

신체 자세
부은 머리
내려가고 조여진 가슴
어깨 없음
불거진 횡격막
불거진 복부
흔들리는 다리
표면에 생기

기본 특성
조작
착취
침범

타인과의 관계
타인을 이용해 자신을 실
 감하고 감정적으로 만족
 하는

싸움 방식
흉내 내는
속이는

권위적 관계
정치적인
착취하는
복종함으로 보이는
"네가 원하는 대로 할게"

일터에서
사교적인
야망 있는
의존적인
종잡을 수 없는
약속을 지키지 못하는
복종할 곳을 찾는
말이 많은
과장된
자신을 바치는

동료, 부하간의 관계
사교적인
접촉을 바라는
타인을 식별하는
이목이 집중되기 바라는

배우자, 자녀와의 관계
거리감
넘쳐 흐르는
따뜻하나 접촉하지 않는
자신의 필요를 위해 이용
 하는

성 기능
상대가 흥분시켜주길 바라
 는
과장된 움직임
느낌과 움직임을 주체하지
 못하는

소마 학습과 치료 방향
가라앉힘
억누름
단호함을 교육
밖에서 안으로
허상을 극복시킴
외형을 이용해 영역을 구
 축하기
내부 압력을 증대시켜 적
 정한 사이즈 유지하기
내적 자극과 봉인을 부추
 기기
단단함과 채움으로 구조를
 형성하기

붕괴 구조 the collapsed structure

─────────

그림 107. 붕괴 구조의 감정 자세. 붕괴 구조를 지닌 사람들은 "난 못해" "날 받쳐줘" "널 받아들일게."라는 감정적 표현을 한다. 이들은 양보하고, 위축되고, 운다. 또는 두려움과 분노, 욕구에 항복하며 약해진 자기자신에 대처하고자 노력한다. 이런 타입은 의존에 대한 욕구가 있어서 기댈 곳이 필요하다. 스스로 담는 공간이 부족하여 그것을 제공해주는 사람에게 의존하며, 그에 대한 보답으로 충성을 다한다. 이들은 최소한으로 직립하는데, 그 결과 성기는 쪼그라들고 흥분은 가라앉아 있다. 또한 세상이나 사람들을 향해 맹세하는 일이 없다. 누군가 무상으로 제안하는 일은 받아들이지만, 반대로 누군가에게 애써 주려고 하는 일도 없다. 스트레스 상황에서 후퇴하고 분리됨으로써 대응한다. 공격적인 형태나 행동은 전혀 취하지 않는다. 성적인 관계에서도 수동적이며 과도한 자극을 요구한다.

붕괴 구조는 인내하고, 흥분이 없는 가족 안에서 자란 경우에 형성된다. 이는 감정의 양분을 박탈당한 상태이다. 인체의 관은 지지를 받지 못하는 구조를 하고 있는데, 영양실조나 빈곤, 혹은 유전적 결함이 원인일 수 있다. 성격적으로 "소용 없어."라는 식으로 체념하며 누군가의 구조를 바라는 태도를 보인다. 흥분은 낮으나 깊은 내면엔 아직 불이 남아 있어서 사적인 공간에서는 내면의 흥분을 끌어 모은다.

붕괴 구조인 사람은 직장이나 가족 혹은 모임에서 주변부로 가라앉는다. 이들은 아웃사이더이며 배경 뒤로 사라진다. 지원을 좋아하는 만큼이나 사생활도 즐기며, 누군가의 요구는 회피하는데 그래도 상대가 단념하지 않을 경우, 느리지만 끈기 있고 꿋꿋하게 목표를 향해 나아간다. 동시에 이들은 주변을 걱정하고, 공감하고 예리한 통찰력이 있는 동료이다. 공격적이지 않기 때문에 다정함과 부드러운 접촉을 나눌 수도 있다.

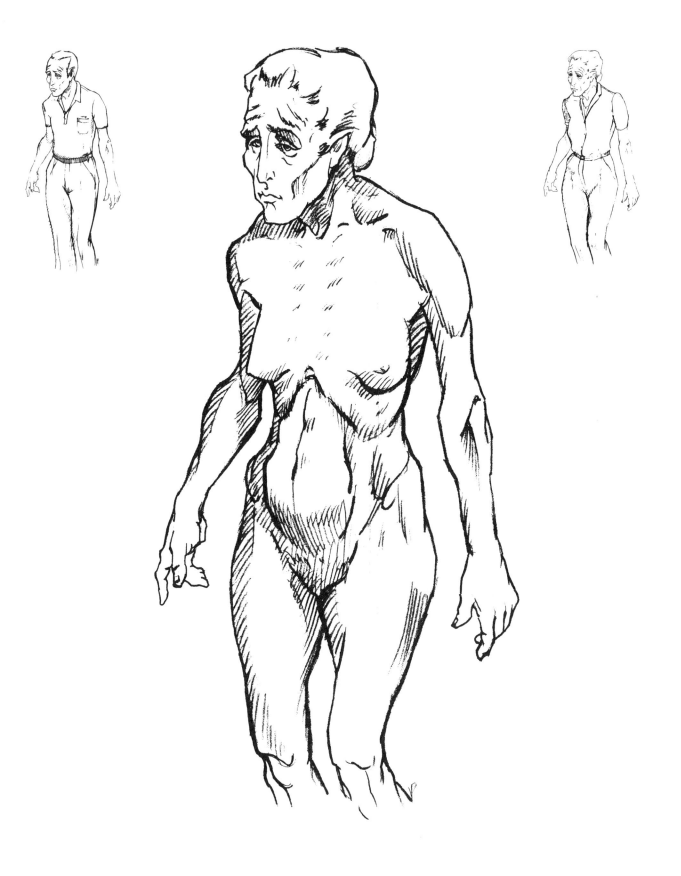

107 감정 자세: "날 이용해줘."

그림108. 힘의 방향: 붕괴 구조. 붕괴 구조는 근육 기능이 약해서 뼈나 근육이 없는 사람처럼 보인다. 또 관은 늘어져 있다. 그림의 화살표는 마치 중력이 몸무게를 끌어 내리는 듯이 압력이 안으로, 아래로 향하고 있음을 보여준다. 척추근육도 약하며, 소화 기관도 붕괴되어 있다. 횡격막은 평평하고 가슴은 날숨 자세로 가라앉아 있어서 들숨이 힘겹다. 그래서 복부로 숨을 쉰다. 뇌도 쳐지고 흥분은 최소 수준이다. 쇄골은 안으로 수축하여 익사하는 느낌을 주며, 골반은 안으로 줄어들어 마치 복부가 밖으로 빠져나가는 것처럼 돌출되어 있다. 이런 구조는 압력을 견뎌내지 못한다. 주머니는 안으로 말려들어가고 골반 하부는 마치 작은 연못이나 웅덩이와 같이 되어버렸기 때문이다.

하나의 관으로 보자면 붕괴 구조는 텅 빈 상태이다. 주머니는 쳐지고 불거졌으며, 공간 벽도 늘어져 있다. 연동운동은 하방으로 처지는 힘을 이겨내지 못하여 중단된 상태이다. 흥분류도 압박되어 있다.

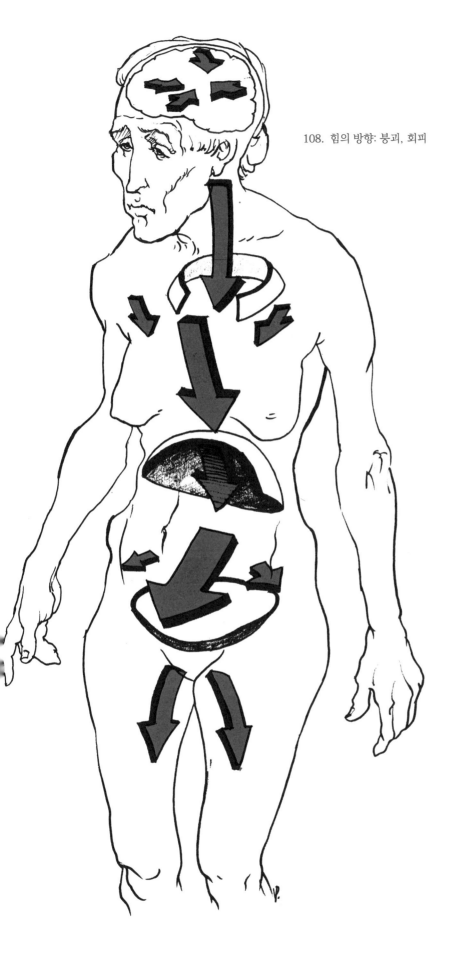

108. 힘의 방향: 붕괴, 회피

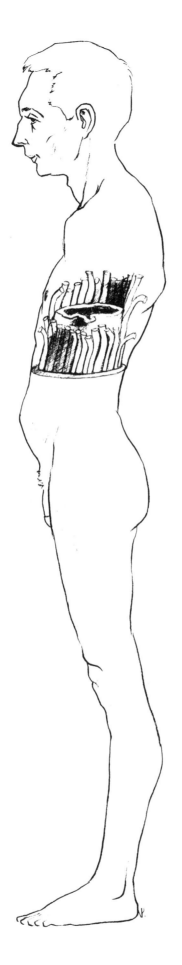

그림 109. 붕괴된 관 구조의 신체 형태. 붕괴 구조는 근육과 척수, 내부 기관이 약하다. 그래서 코어는 구조를 지탱하지 못하고 내부에서 무너진다. 단단하게 서거나 경직되지 못하는 구조이다. 관이 지탱 받지 못하면 무너지기 때문이다. 이런 구조에서, 맥박은 죽고 인체는 기능 부전 상태로 퇴행한다. 허약함과 두려움이 표현된 구조이다.

109. 붕괴된 관 구조의 신체 형태

그림 110. 직립과 항중력근의 붕괴. 신체 외벽이 무너진 사람들은 아래로 쳐지며 복부는 불거진다. 그래서 복사근과 대퇴사두근이 얇다. 이에 대한 보상 작용으로 목 근육이 수축하여 머리가 돌아가거나 앞으로 떨어지지 않도록 잡고 있다. 후두근은 경직되고 사각근과 흉쇄유돌근이 과도하게 늘어나 있으며 승모근은 강하게 수축해 있다. 흉벽의 근육이 약해 흉추의 후만이 커지고 가슴은 가라앉는다. 몸이 안으로나 아래로 넘어지지 않기 위해 조여진 상태이므로 어떤 것도 인체를 통해 움직일 수 없는 상황이다. 그래서 인체는 채우려는 경향이 거의 보이지 않는다.

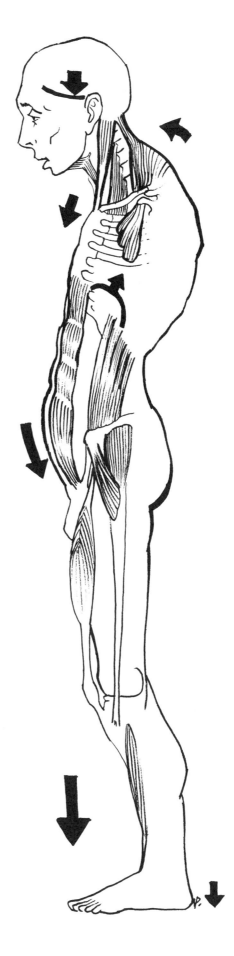

110. 항중력 자세: 붕괴, 함몰, 포기

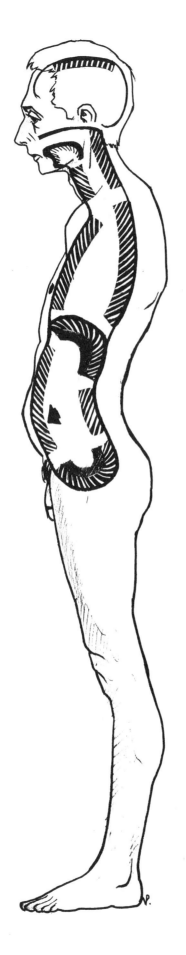

그림 111. 펌프 기능: 붕괴 구조. 팽창 구조인 사람의 주머니는 약하고 수동적이다. 따라서 흥분상태를 유지하기가 어렵다. 흥분을 소화기관과 뇌 상부와 뇌줄기로 유지하므로 흥분은 점차 소멸된다.

붕괴된 모든 주머니는 아래로 쳐지고 불거진다. 마치 모든 내부공간이 안으로 무너진 것과 같다. 주머니가 붕괴되면 흐름도 거의 없다. 위, 아래로 일어나는 펌프 작용도 거의 없고 아코디언 기능은 최소화된다. 공허한 느낌, 좌절, 포기, 굴복감이 결과적으로 따라온다. 모든 횡격막의 움직임도 얕게 일어난다. 각 주머니는 근접한 주머니로 녹아 들어 가며, 내부의 움직임은 가라앉는 느낌이 든다. 두개 기저부분에서만 강한 장력이 있어 구조 전체가 안으로 넘어지는 것을 막아준다.

111. 붕괴 펌프 기능: 움츠림

그림 112. 과잉 수축 패턴으로서의 붕괴. 역동적인 힘이 흥분류, 연동운동성, 맥박 그리고 장기 운동성을 방해한다. 이 그림에서 검게 표현된 부위는 조직이 치밀하고 운동성과 흥분성이 부족한 곳이다. 반대로 하얀 부위는 흥분이 활동적이고 막힘 없이 흐르는 곳이다. 줄무늬로 표시된 곳엔 흥분과 억제가 공존해서 활동적이기도 비활동적이기도 하다. 그림에 표시된 화살표는 근육의 당김과 압력 방향을 가리킨다.

　우울, 좌절, 빈약함의 힘이 붕괴 구조에서 나타난다. 장기에서 생성된 에너지는 어둡고 흥분 부족을 나타내며 줄무늬로 표시된 가슴과 뇌는 그 반대이다. 이 구조는 운동성과 흥분이 부족하다. 대부분의 관이 무너진 상태에서 내부 관은 경직되어 있어서 마치 무거운 짐을 진 듯 어깨가 가라 앉는다.

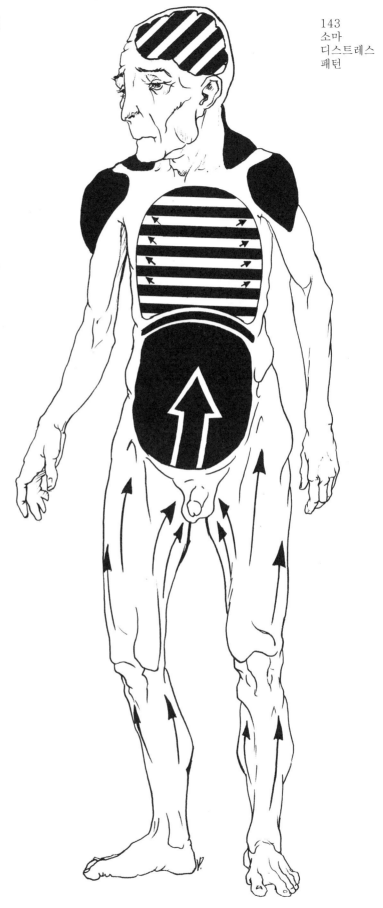

112. 흥분성 힘: 붕괴, 순응, 타협

소마 형태와 행동 표현
somatic shape and behavioral expression

_____

그림 113. 붕괴 구조와 역학적 구조를 그림을 통해 나열해서 보여주고 있다. 아래 그림을 통해 다음과 같은 사실을 알 수 있다.

- 층 구조의 원리.
- 내부 역동성과 외부 역동성 및 연관 원리

- 주머니와 횡격막 원리 – 튀어나온 주머니와 밀려 들어간 연접 주머니. 운동성과 연동운동에 미치는 영향
- 모든 구조가 지닌 힘의 방향 – 골반에서 탈출, 지면과 분리 혹은 골반으로 압축, 지면에 고정.
- 내부 기관의 형태

각각의 이미지는 구조의 서로 다른 측면을 제시하고 있다.

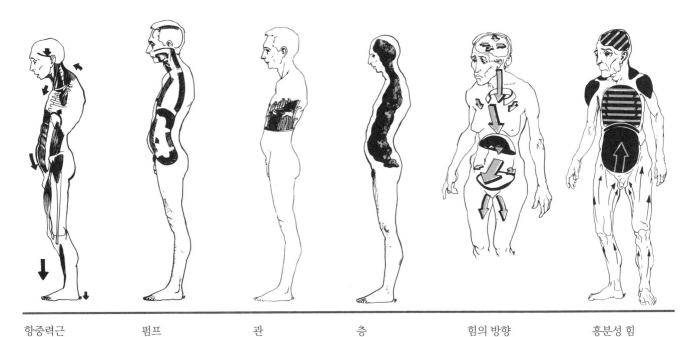

항중력근 anti-gravity muscles	펌프 pumps	관 tubes	층 layers	힘의 방향 direction of force	흥분성 힘 excitatory forces

113 붕괴 패턴

깨어나야 한다는 두려움에 사로잡혀
상상만 할 뿐 감히 꿈꾸지는 않고.
홀로 있음을 고통스러워 하지만
다른 이들과 나누진 않으며 동시에
연민하는 마음만 가득하네.
사랑하진 않지만 보살핌 받길 원하며
떨어져 살아가는 두려움을 느끼지만
다가오는 자는 거절한다네.
바라는 것은 죽음 뿐.
하지만 추위를 피하려 불씨를 지피지는 않네.

붕괴 구조의 특징.
순종하고 참아내며 회피하려는 사람

역할
의심하는
공정한

외형
가라앉은
함몰된
형태 없는
기형적인

마음 상태
무관심한
환상 속에 사는
냉담한

감각/감정의 질
복종하는
구멍 난
실망한
약한
감사함을 모르는
공감하는
받아들이는
분개하는
속는
좌절하는
체념하는
버려지는
희생당하는
위협하지 않는
추측하지 않는
영향을 주지 않는

공포
커지는
적개심
무력감
지원을 받지 못하는
통제 받는
소외되는
반응이 없는

전통 심리학적 범주
경계선에 있는
말에 의존하는
우울한

심리적 기능
격정성 회피
무심한 의존
다가오길 기다리는
사랑과 연대를 찾는
보살핌을 애원하는
고독과 관계 맺는 것 사이
　에서 갈등하는

흥분
분리됨
흥분이 저하된
무감각한
부드러운

운동성
가라앉은
영역이 약하게 나뉜
빈약하게 형성된
경직되기 어려운

지면과의 관계
땅으로 고인
함몰된

주머니
내부로 파열된
함몰된

자아 경험
심부층, 내부 복근, 요추,
　골반, 두개천장, 척추
몸통 상부가 늘어진

신체 자세
처진 머리
약한 목
붕괴된 가슴
치밀한 어깨
내려간 횡격막
늘어진 복부
돌출된 골반

기본 특성
공감
감정적 양분
생기를 구하는

타인과의 관계
타인을 들어오게 하는
분리된
냉담한

싸움 방식
유화정책
수용
항복하여 힘을 얻는

권위적 관계
양보하는
지원을 구하는
복종하는 노예적인
끌어주길 바라는
"할 수 있게 도와줘."

일터에서
연대를 형성하는
지배하지 않는
받아들이는
비생산적인

동료, 부하간의 관계
인정하는
분리되는
타인의 요구에 부응하는
통제에 저항하는
타인의 약함을 참아내는

배우자, 자녀와의 관계
애정 어린
스트레스 하에서 양보하는
버림받음, 매달림에 대한
　두려움
접촉하기 위해 흥분을 사
　용함
무력함을 이용하는

성 기능
상대가 자극하길 바라는
성적 결정이 부족한
골반이 최소한으로 반응

소마 학습과 치료 방향
팽창시키는
직립하게 하는
욕구를 응원하는
자존감을 격려하는
결합조직을 이용해 내부
　지지를 키움
리듬을 키우고 흥분을 독
　려하는
압력을 받아들이고 자신을
　조절하게 도움을 주는
맥박의 활력을 회복하는

구조 비교 structural comparisons

다음 그림은 압력에 영향을 미치는 원인과 장기의
운동성, 수직 연동운동, 흥분류, 가로둘레 힘에 관
하여 네 가지 구조를 비교하는 개요이다. 그림을 통
해, 디스트레스에 의해 관과 주머니가 안쪽에서 바
깥쪽으로, 또는 바깥쪽에서 안쪽으로 어떤 형태로
왜곡되는지, 그리고 스트레스가 방어 패턴에 어떤
영향을 미치는지 확인할 수 있다.

그림 114. 감정 표현: 확장 대 수축

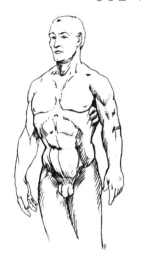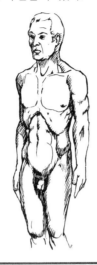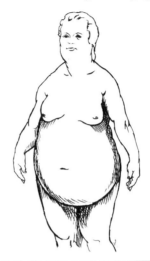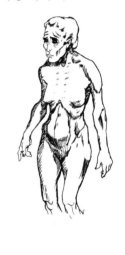

경직:
충실한, 통제된

치밀:
저항하는,
수치스러운

팽창:
침범하는,
조작하는

붕괴:
불평하는,
타협하는

그림 115. 힘의 방향 – 골반으로부터 탈출, 지면으
로부터 이탈, 골반으로 압축, 지면에 고정

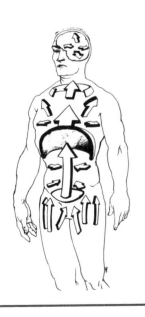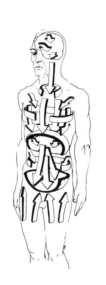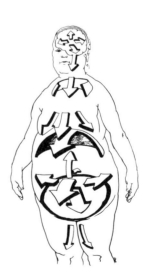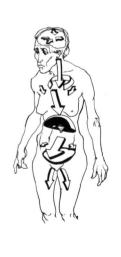

그림 116 관의 역동성과 내부에 미치는 효과

147
소마
디스트레스
패턴

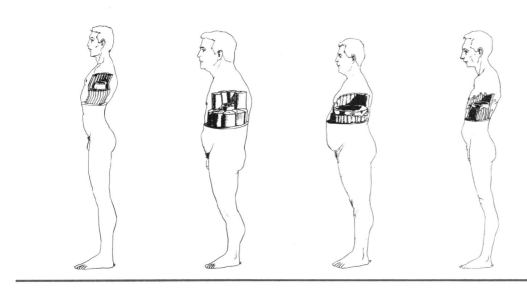

그림 117. 직립과 항중력근

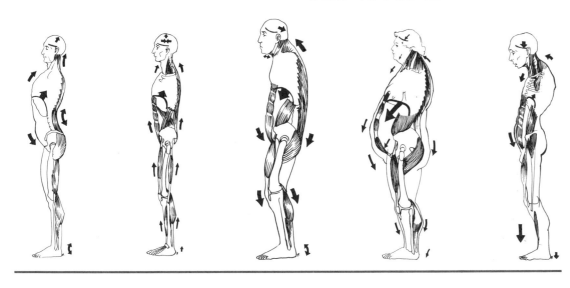

그림 118. 주머니의 역동성 - 연접한 주머니를 밀어내거나 밀고 들어가서 연동운동에 영향을 줌

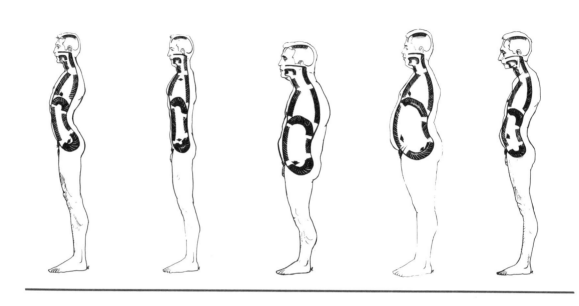

그림 119. 흥분도가 높고, 낮고, 충돌하는 부위

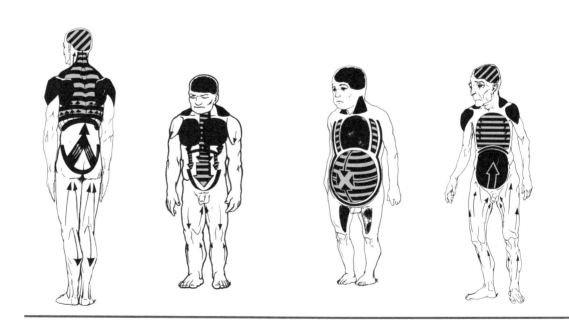

제 5 장

소마 실체
somatic reality

인간은 감정이 복잡하게 얽혀있는 형상을 하고 있다. 완벽한 형태는 없으며 이상적인 타입이나 남보다 우월한 구조도 없다. 이 책을 통해서 본 사람의 형태는, 사랑하고 사랑 받으려는 노력의 결과물이다. 개인이 경험하는 충만감이나 배신감도 실상, 상황을 조절하거나 협응하려는, 그래서 인간이 되려는 의지가 표현된 것이다. 몸의 형태는 지금 현재의 순간을 표현하고 있다. 그래서 형태에는 어떻게 세상을 바라보고, 또 어떻게 그에 맞게 접촉, 교류, 성취하는지에 대한 노력이 드러나 있다.

개인의 감정 경험은 기억이 되어 관, 막, 주머니에 새겨져 있다. 깊은 맥박에서부터 자라나온 자극은 표면까지 층을 뚫고 나와 의사소통을 하고, 또 욕구를 만족시키는데 사용된다. 마찬가지로 외부에서 가해진 자극은 개인의 깊은 기억층을 뚫고 심연에 도달한다. 삶의 초기 혹은 후기에 받은 감정적 트라우마에 의해 관의 막은 고착되거나 동결된다. 이는 또 다른 막이 덮이거나, 이에 대한 보상으로 다른 막이 경직되는 결과를 낳기도 한다. 과장되고 부풀린 자아가 상처받아 위축된 자아를 가리는 형국이다.

인체의 감정적 막은 나무의 나이테에 비유할 수 있다. 나이테로 나무의 나이와 당시 상태를 가늠하는 것과 비슷하다. 예를 들어 반항심이나 자존심은 두려움이나 슬픔을 덮고 있고, 그 두려움이나 슬픔은 버림받을까 불안하고 겁 먹은 마음을 덮고 있다. 이러한 각각의 형태는 소마 구조를 형성한다. 외부층은 뻣뻣하게 경직되어서 수축되고 위축된 내부층을 덮고 있는 것일 수 있다. 버려진 아이는 스스로 무너질까 두려운 마음을 기대감을 확장해 덮고 있는 것일 수도 있다. 이러한 소마 실체의 복잡성에 관한 예시를 그림으로 설명한다.

그림 120. 소마 실체: 조임과 풀림이 혼재된 층과 주머니들

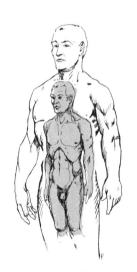

외부 경직
내부 치밀

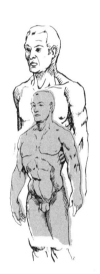

외부 치밀
내부 경직

120. 소마 실체

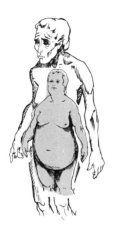

외부 붕괴
내부 팽창

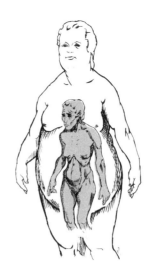

외부 팽창
내부 붕괴

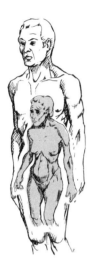

외부 치밀
내부 붕괴

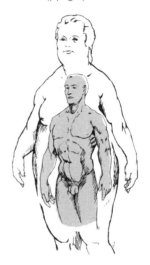

외부 팽창
내부 경직

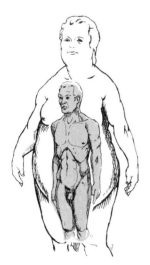

외부 팽창
내부 치밀

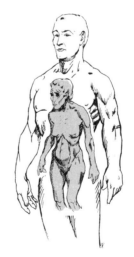

외부 경직
내부 붕괴

소마 학습과 재구조
somatic education and reorganization

소마 구조는 가족에게서 학습된 폐쇄성, 거리감, 다정함, 단호함에 대한 규범을 반영한다. 상처와 쇼크, 긍정적 스트레스, 부정적 스트레스는 모든 세포에 각인되며 소마적, 감정적, 심리학적 이미지를 만들고, 이는 삶과 관련된 모든 일에 얽혀든다. 상처는 연동운동 맥박의 지속성을 저해하며, 또한 관 구조 전체를, 혹은 층이나 주머니가 고체상태(경직 혹은 밀집) 또는 액체상태(팽창 혹은 붕괴)가 되도록 조직한다. 형태에서 기인하는 느낌이나 제한은 병리적 형태나 형태 부진, 과잉 형태로 나타나기도 한다. 행동에도 제한이 나타난다. 우리는 통제력을 잃을까 혹은 통제 당할까 모두 두려워 한다. 유연성을 잃으면 자기관리 능력도 떨어진다. 또 다양한 역할 바꾸기를 통해 만들어지는 자아의 힘이 상실된다. 따라서 소마 학습과 재조직은 이 모든 차원 즉, 맥박, 구조, 생각, 감각, 머리와 마음의 연결, 소마와 영혼의 연결을 이야기 하는 것이다.

본 장을 통해 소마 학습이나 형태 형성에 관한 기본적인 차원을 구축하고자 한다. 형태 형성이란 개인이 자기 관리로서의 소마 학습을 어떤 방법으로 이용할 것인가를 뜻한다. 동시에 본 장은 이를 도울 수 있는 직업을 가진 사람들에게 실마리를 제공한다. 이 책은 본래 치료 차원으로 쓰인 것은 아니나, 각 개인의 소마 원형somatic archetypes을 볼 수 있는 일반적인 방법을 제시한다.

맥박이 연동운동으로 넘어가고, 연동운동이 펌프 작용이 되는 것은 신체 건강과 감정적 심리적 건강, 그리고 대인 관계를 건강하게 만드는 기본 바탕이 된다. 이는 감각의 움직임과 표현이 자라나오는 느낌을 드러낼 수 있는 감정적 언어 능력을 제공한다. 부정적 스트레스는 수축과 허약함을 만들어 맥박을 왜곡시키곤 한다. 소마 학습은 사람들로 하여금 흥분, 느낌, 생각, 행동을 생성하는 맥박류 등 생명 존재의 기반과 접촉하도록 깊이 들어가게 한다.

다양한 소마 학습 기술이 있지만 모든 것이 모든 사람에게 적절하지는 않다. 기계적이고 카타르시스적인 움직임을 이용한 기법, 호흡을 끌어올리는 기법, 일반적인 운동 기법, 감각 인지 기법, 자세나 패턴 교정 기법, 무용 움직임, 사이코드라마, 지면 운동 등은 반드시 개인의 구조적 특성을 고려하여 처방되어야 한다. 근육 이완은 경직 구조의 사람들에겐 감정적 반응을 끌어내지 못한다. 호흡 처방과 카타르시스를 이용한 방법은 팽창 구조의 사람들에게 도움이 되지 않는다. 자세 교정으로는 붕괴 구조를 지닌 사람들의 내부 운동성을 발달시키지 못한다. 각 구조에는 해당 특성에 맞게 접근해야 한다. 다른 사람에게 적절한 소마 학습 방법으로 잘못 교육 받은 사람들이 감정적으로 고통을 받는 경우가 많이 있다.

인체를 경직, 치밀, 팽창 그리고 붕괴 구조로 분류한 것은 사이코패스나 정신 이상, 신체적 질병을 구별하려는 것이 아니다. 또한 많은 사람들이 이 네 가지 타입으로 단순하게 분류될 수도 없다. 소마 실체는 유전적 소인과 감정, 그리고 기억 사이의 상호작용이다. 소마실체에는 몸의 형태와 기능하는 방식, 그리고 우리가 생각하고 느끼고 행동하는 패턴이 잘 드러나 있다.

그림 121. 경직 구조

경직 구조를 지닌 사람은 맥박과 감정이 억제된 가족에서 자랐다. 가족은 아이가 어려서 원하는 것을 싸워서 갖게 만들고, 공격적이 될 것을 요구하며, 다정함에는 체벌이 가해짐을 알린다. 경직 구조가 부드러워지는 때는 몸을 지면과 골반 쪽으로 낮출 때이다. 이때엔 슬프고 갈망하는 느낌, 눈물이 나타난다. 다정함은 단호함과 균형을 이룬다.

경직 구조에서 위로 향하는 흥분은 충돌을 야기하는데, 싸움을 일으키려는 잠재된 힘이 차오르는 동안 땅속으로 내려가는 기운 또한 생기면서 균형에서 벗어난다. 내부 장기는 위로, 뒤로 당겨진다. 그림의 화살표 방향과 압력 방향은 반대이다. 가장 수축이 심한 부위는 쇄골과 치골 부위 그리고 늑골 하부와 횡격막이다.

상부에 있는 주머니가 부푸는 동안 하부 주머니는 압축된다. 가슴은 위로, 뒤로 당겨져 목에 압박을 가하며 숨이 막히는 느낌을 준다. 또 골반 주변 근육이 좁아 들어 배출구가 좁아지는 결과를 가져온다.

하체는 상체와 다시 연결되어야 한다. 주머니들의 통합이 다시 이뤄지기 위해서는 근육이 부풀고 늘어나는 법을 배워야 한다. 내부 압력이 감소함에 따라 수평과 수직, 그리고 가로둘레의 운동성도 증가한다. 또한 깊게 수축한 목과 머리, 요추는 길어지고 늘어나야 한다.

한 가지 목표는 흥분이 밖으로 배출되거나 폭발하지 않고 구조 안에 유지되어야 한다는 점이다. 골반과 요근, 흉곽 하부, 요추 그리고 복근과 관련한 기법은 흥분 방향을 아래로 내려 복부 장기를 재정비하는데 도움이 된다. 이는 위로 향하는 흥분 방향과 주머니가 과도하게 좁아진 상태를 되돌린다.

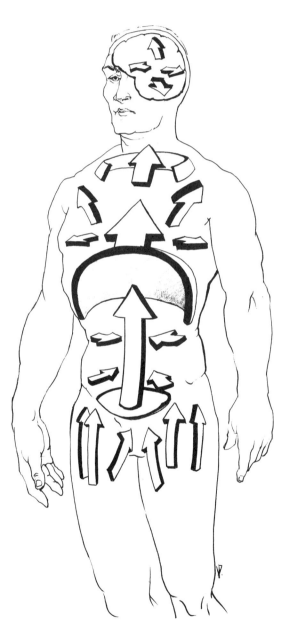

121. 경직 구조

그림 122. 치밀 구조

치밀 구조의 사람은 약속하고 배신당하고, 수치감을 주고, 의심하게 만들어, 맥박이 부서진 가족 안에서 자랐다. 가족은 아이가 노예처럼 복종하고 다시는 독립적이지 않기를 바란다. 부모의 다정한 모습이 아이의 주장을 압도하여 질식시킨 형국이다.

치밀 구조는 맥박의 재건이 필수적이다. 이런 구조를 지닌 사람이 압박을 풀고 신장될 수 있다면 분리된 주머니는 통합되고 내부 압력은 감소된다.

신장elongation이 핵심이다. 다리를 스트레치하기 위해 몸통을 길게 하고 압축된 흉부와 골반을 분리한다. 그리고 척추를 과신전시킨다. 이렇게 짧아진 것을 늘리고 수축 반사를 신장시키는 것은 본래의 신장-수축 기능을 강화시킨다. 그러면 조여지던 근막에 부드러운 흐름이 생겨 제기능을 찾는다. 또 표면 부위가 증대되면서 목과 머리가 길어지고 분리된다. 결과적으로 외벽이 압박이 풀리며 흥분이 표면으로 나오고 장기도 길어진다.

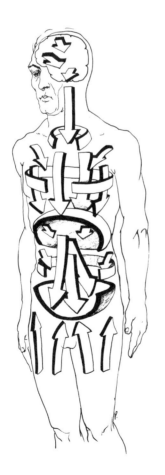

치밀해진 관에서는 맥박이 뛰어야 하고 머리와 목이 연결되어야 하며, 내부의 불이 표면으로 나올 수 있도록 목이 몸통으로부터 신장되어야 한다. 치밀 구조에서는 단호함을 독려하는 것이 중요하다. 확장은 자신감으로 연결되고 단호함은 즐거움으로 연결되어야 한다. 그러면 맥박은 증가하는 압력을 이겨내고 억눌려온 감각이 되살아난다.

그림 123. 팽창 구조

팽창 구조를 지닌 사람은 흥분하고 부추기며 조작하는 가족 안에서 자랐다. 여기서는 친밀감과 동화가 중시된다. 팽창 구조를 지닌 사람은 거리 두기와 영역 구축하기를 배워야 한다. 복벽을 압축하고 강화시키며, 가슴을 확장하고 복부와 분리시킴으로써 높아진 내부 압력으로 유동성을 재건한다. 화살표가 가리키는 대로 팽창 구조는 담아두기 보다는 밖으로 흘러 넘친다. 이는 경직 구조의 폭발이나 치밀 구조의 내부 파열과는 다르다. 이들과는 다르게 팽창 구조는 안에서 밖으로, 또는 밖에서 안으로 향하는 압력을 견디지 못한다. 압력은 하락을 만들어내기 때문이다.

억제함을 배우고, 표면에 머무는 흥분을 되돌림으로써 수직 운동성과 압력이 재건될 수 있다. 흉강이 확장됨으로써 수직 맥박류가 측면의 압력을 이겨낼 수 있게 된다. 팽창 구조는 압박을 배우는 것이 중요하다. 표면을 수축함으로써 내부 운동이 살아나고 동시에 머리에 가해지는 긴장을 완화할 수 있기 때문이다. 이 구조는 텅 빈 구조이므로 적정한 크기로 줄어들고 가라앉는, 그러나 붕괴까지는 아닌, 수축력을 다시 만들어야 한다. 이 과정에서 영역이 다시 구축되면 흥분이 증가하는 느낌이 든다. 팽창 구조 타입은 담아두고 줄어듦을 배움으로써 내면의 삶이 일어나는 감각을 키워나가야 한다.

122. 치밀 구조

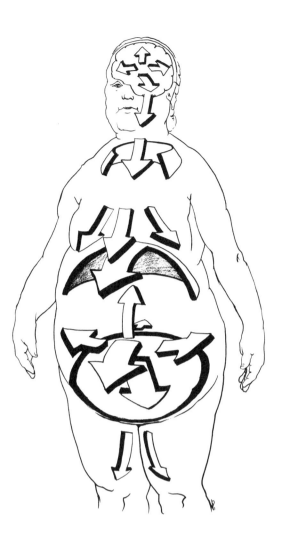

123. 팽창 구조

그림 124. 붕괴 구조

155
소마 실체

붕괴 구조를 지닌 사람은 방치하고, 관심을 안 주며, 폄하하는 가족 안에서 자라났다. 이 구조는 채우지도 늘리지도 못하기 때문에 흥분을 일으키기 위한 자극이나 대상을 찾는다.

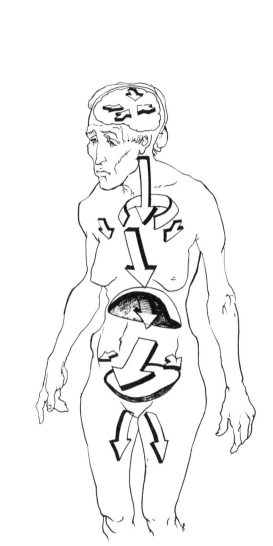

124. 붕괴 구조

수직 연동운동을 높이기 위해, 그리고 운동성과 흥분을 높이기 위해 뼈대를 느낄 필요가 있으며, 장부의 맥박을 자극하여 주머니를 부풀려야 한다. 그러면 운동성이 증가하고 내부 압력이 높아지면서 흥분이 흐르기 시작한다. 압력은 모든 기관이 지닌 운동성의 핵심이다. 이런 구조를 지닌 사람은 숨을 들이 쉬고, 행동을 취하고, 난관에 직면하고, 단단해져야 한다. 이 모든 것이 필요하다. 머리를 들고, 가슴을 세우고, 뼈 조직을 단단하게 하고, 근육을 흥분시켜 중력에 대응해야 한다.

붕괴 구조에서는, 장부 맥박의 활력과 산화 작용이 그 사람을 들뜨고 부풀어 오르게 하는 내부의 힘이 되어야만 근육의 톤이 자극 받는다. 이런 구조의 사람은 외부 근육의 재조직으로 내부의 변화를 이끌어내야 한다. 이는 움직임과 구조를 느끼게 함으로써 몸을 늘리고 기운을 내며 뼈와 근육으로부터 지지를 얻으려는 마음을 일으키게 한다.

호흡이 증가하고 움직임이 리드미컬해지면 흥분과 연동운동성 맥박이 깨어난다. 이 과정에서 내부를 발달시키고 구강과 호흡기를 자극하면 전반적으로 살이 오른다. 어깨 힘으로 신체가 받쳐지며 들숨이 커진다. 그러면 구조가 채워지고, 희망이 다시 솟아난다.

따라서 조임 상태와 풀림 상태의 구조에서는 재조직 방법도 구별되어야 한다. 경직과 치밀 구조를 지닌 사람의 몸은 강하게 확장하고 깊게 수축하여 두려움을 잠재우고 통제력 상실을 예방해야 한다. 더 깊은 차원은 구조를 해체하여 욕망과 감각의 원천을 열게 하는 것이다. 반대로, 붕괴 구조와 팽창 구조를 지닌 사람은 구조를 해체하는 것이 아니라, 구조를 다시 세워야 한다. 영역은 구축되고 주머니는 분리되어야 하며, 맥박과 아코디언 기능을 회복하는 것은 구조 마다 달라야 한다. 조임 상태의 사람에게 수축된 층을 해체한다고 해서 붕괴가 일어나는 것은 아니다. 그러나 풀림 상태의 사람에게 수축을 갑작스럽게 제거하면 조직 해체가 일어나거나 심각한 문제가 발생할 수 있다.

조임 상태와 풀림 상태가 혼합되어 있는 사람은 경직, 치밀, 팽창, 붕괴 구조를 층마다 분리하고 주머니 마다 개별적으로 적용하여 교정 운동이 지정되어야 한다.

소마 학습과 재조직은 구획된 공간과 층 사이에서 소통이 이뤄져야 하는데, 맥박은 내부와 외부가 소통할 수 있게 지속적으로 유지되어야 하며, 뇌줄기에서 시상과 피질까지, 흥분과 감각이 행동으로까지 이어질 수 있게 유지되어야 한다. 자신과의 접촉, 스스로를 진정으로 경험하는 것이 첫 번째 단계이다. 그리고 나서 맥박의 기본 상태를, 즉 그 느낌과 표현이 자신에 대한 믿음으로 회복이 될 수 있게 전면으로 불러 내야 한다. 그러나 가장 중요한 것은 확장과 수축의 맥박 반사를 해체하거나 재구조화 시킬 때 반드시 감정의 요소들 즉, 즐거움, 화, 슬픔, 울음, 채움, 비움 등도 함께 해야 한다는 것이다. 영구적으로 한가지 행동이나 감정이 고정되어야 한다는 뜻이 아니다. 단호하고 억제하거나, 부풀리거나, 양보하고 물러나는 것을 번갈아서 할 수 있는 능력을 갖춘다면 더이상 바랄 게 없다. 그 어떤 반응도 일상의 위급상황에서 적절하게 드러날 수 있어야 한다.

제 6 장

소마 상호작용

somatic interactions

해부학적 구조는 생각과 경험의 원시 형태이며, 내부의 관계성을 반영한다. 장기는 다른 장기와 연결되고 특화된 조직 층은 다른 층과 관계가 있으며 표면은 다른 표면을 이어주기 때문이다. 해부학적 관계는 또한 감정적 관계이다. 맥박 치는 장기는 좋은 느낌을 전해주고 건강함과 즐거움을 전달한다. 또 수축되고 경직되고 붓거나 약해진 조직은 통증과 불편감을 주고 자기 자신이나 자신의 일부분을 불쾌하게 여긴다. 해부 구조와 느낌은 또한 행동과 연계된다. 그러므로 어떤 해부학적, 감정적인 조직에 붕괴가 오면 그에 맞는 붕괴된 행동이 뒤따른다.

해부 구조는 인간 관계의 기본 바탕이다. 우리의 내면에 어떤 일이 일어나면 개인 특유의 조직으로 연결되고 결국은 외부로도 드러난다. 맥박과 그 형태는 인체 발달 과정에 초석이 되고 또한 그 사람의 내면뿐 아니라 대인 관계도 형성한다. 인간의 관계는 감정의 맥박과 행동 형성 즉 내면과 외면의 소마 상호작용이다.

우리는 우리가 만든 형태를 통해 다른 사람들과 관계를 맺는다. 만일 우리가 경직 구조나 치밀 구조가 되어서 양보함이 없어진다면 악의적으로든, 두려움으로 인해서든 고립되고 말 것이다. 그러면 결국 누군가에게 다가갈 수도 없고 공감할 수도 없게 될 것이다. 만일 우리의 느낌이나 욕구를 부인하고 욕망을 숨긴다면, 우리는 낙담한 사람이나 자기 인생에 무관심한 사람들만 만나게 될 것이다. 이러한 좌절, 또는 체념은 마음에 새겨질 뿐만 아니라 행동의 지표가 된다.

당연히 외부에서 일어나는 것은 내부에서도 일어난다. 만일 우리가 무시당하거나 사회적으로 교체가 가능해진다면 절망감에 위축되고 쓸모 없는 존재로 느껴질 것이다. 아니면 자존심이나 분노로 뻣뻣해지거나 혹은 반대 입장의 사람들에게 상처를 가리기 위한 우월감으로 위장할 것이다. 반대의 경우도 마찬가지이다. 우리가 내부적으로 경직된 구조를 해체하고 맥박이 다시 연동운동으로 넘어가게 노력한다면 다른 사람들과 친밀한 관계를 맺을 수도 있다. 또한 자기 이미지는 향상되고 즐거운 느낌이 생겨나게 된다. 만약 사람들이 우리를 받아들이고, 또 우리의 기여를 가치 있게 여긴다면, 우리는 그들과 함께 하고 거리감을 만들어내는 자존심을 해체할 수 있다. 다른 사람들의 수용은 우리를 풍요롭게 하고 희망과 미래에 대한 느낌을 불러일으키기 때문이다.

삶의 감정적 경험은 모양과 형태를 만들어낸다. 형태는 감정과 생각을 담고, 만족감을 표현하는 방법, 그 반대인 억제와 고통을 표현하는 방법인 감각을 만들어 낸다. 인체 형태는 세상과 상호작용하며 관계를 맺는다. 따라서 우리가 다른 사람에게 접촉과 사랑, 친밀감, 협조를 얻기 위해 다가가면 갈수록 자신의 형태를 보완하거나 보상할 수 있는 관계를 맺을 수 있다.

그림 125. 소마 상호작용. 인간의 관계 맺음은 형태를 지탱하고 표현하는 역동적인 감정 작용이다.

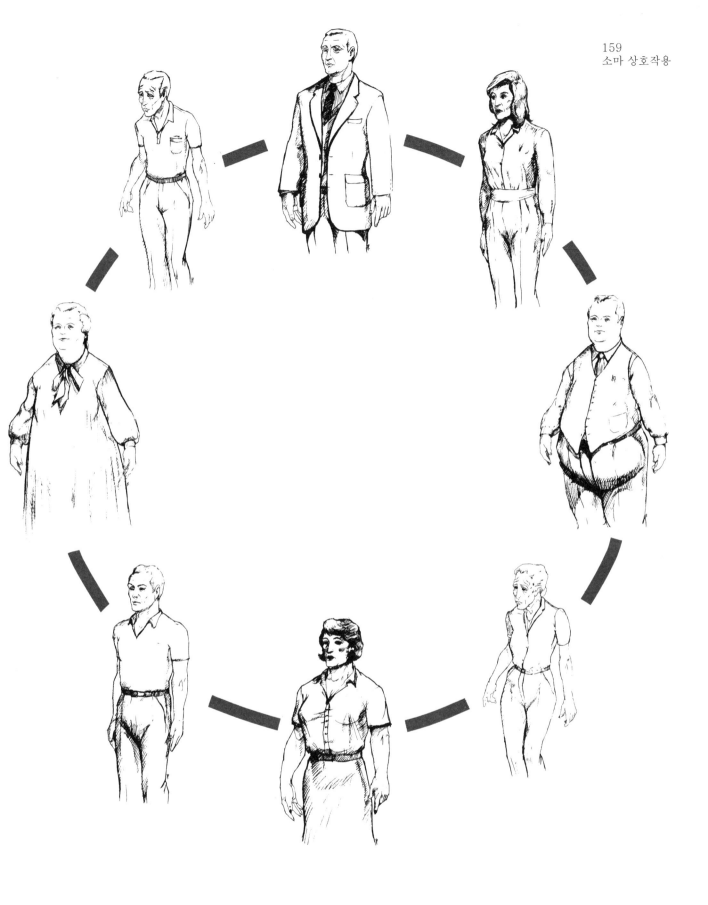

125. 소마 상호작용

우리는 모두 타인과 마주한다. 타인은 나와 상호작용하여 반응하고 반대로 나의 반응을 일깨운다. 우리의 기본적인 인간성은 이러한 관계 속에서 느끼는 감정에 따라 결정된다. 유대감은 신체 표면, 언어, 시각, 감각, 감정의 깊이, 사랑, 성과 같이 강력한 연결 시스템을 통해 형성된다.

사랑과 친밀감은 인간적인 노력을 기울일 수 있는 원천이다. 우리는 샘솟는 욕망과 복잡한 유년 시절 기억을 안고 누군가와 접촉하며 사랑하고 절망한다. 내면 깊은 곳의 자신을 만나 소마적으로 진실을 나눌 때 경계와 공포, 허세 그리고 열망으로 얼어붙은 막을 부드럽게 녹일 수 있다.

그림. 126. 만남: 감정으로 연결된 층

타인과의 접촉은 표면적으로 이뤄지는 것뿐 아니라 내면과 내면의 만남이기도 하다. 접촉이 이뤄지는 첫 번째 층은 소통을 담당하는 피부 표면이며, 두 번째 층엔 몸짓과 행동이 담겨있고, 세 번째 층은 장부의 연동운동이다. 접촉, 영향, 친밀감은 표면과 내면의 상호작용에 개입된다.

표면은 그 사람의 신체적 형태와 사회적 역할을 통해 인식된다. 내면은 장부에서부터 우러나오는 본능과 욕망의 상태, 욕구와 허기짐을 담고 있다. 또 다른 층에서는 감정의 연약함과 강인함, 수용과 냉담함, 붕괴와 경직 등의 상태를 표시한다.

사랑과 친밀함은 경계심을 낮추고자 노력할 때 감정적 변화를 이끌어 낸다. 이는 짧게나마 다정스런 만족감을 느끼게 한다. 사랑과 친밀함이 지속되고 발달되면 적정한 형태가 만들어진다. 맥박은 점점 리드미컬하고 따뜻하게 흘러 전신으로 공유된다. 내면의 깊은 곳에서부터 층과 층을 지나 새로운 소마 형태가 드러난다.

소마적 감정으로 진실하게 살아간다는 것은 소마적인 깊이 즉, 행동과 생각, 감정을 불러일으키는 가장 기본적인 맥박이 뛰는 곳에서 우러나오는 내면의 이미지를 받아들인다는 것을 의미한다. 자기의 소마를 인지한다는 것은 신체적으로나 감정적으로, 그리고 생물학적, 감각적으로 인지함을 의미하는 것뿐 아니라 보이든 보이지 않든 우리가 살아있음을 느끼게 하는 맥박의 조화를 인지하는 것이다.

이 책의 모든 그림을 다시 한 번 살펴보라. 일반적으로 설명하는 식으로 신체를 표현하고 있지 않다. 신체를 감정적으로 해부하여 생명체로서의 역동적인 흐름을 살피고, 사람의 형태를 보편적, 개인적, 그리고 표면과 내면으로 나누어, 인간을 사회적임과 동시에 사적인 존재로서 삶의 과정으로 표현하고 있다. 이게 바로 총체적인 건강, 스트레스와 질병, 변화와 위기, 갈등과 해결, 사랑과 충만함을 가진 생명존재로서의 인간이다.

해부학은 소마적 과정이 포함되어야 비로소 운명으로 받아들일 수 있다. 우리는 해부학의 의미를 다시 생각해 보아야 한다. 해부학은 단순히 정적인 물질이나 시체의 형상을 탐구하는 학문 그 이상의 의미가 있다. 인체는 심리적 방식의 형태를 가진 추상적 개념으로, 그리고 실체 그대로 보다는 실체에 관한 개념을 갖고 바라보아야 한다. 실로 감정해부학은 생명의 역동적 과정이며 수수께끼이고, 의식이고, 감정과 생각 행동을 불러일으키는 경험의 형태이다. 감정해부학은 감정을 가진 형태로서의 우리 자신을 다룬다. 여기에는 유전적이고 발생학적인 개인의 역사가 담겨 있으며, 가족과 사회로부터 받은 상처, 그리고 어려움 속에서도 온전히 존재를 지키고자 하는 노력이 담겨 있다. 감정해부학엔 우리가 자연으로부터 물려받은 형태와 사회의 일원이 되고자 만들어낸 형태, 그리하여 현재에 다다른 우리의 모습이 담겨 있다. 이러한 감정해부학을 알기 위해서는 욕망과 절망의 고통, 접촉에서 오는 갈등, 그리고 만족을 향한 고군분투, 친밀감과 개성, 조건적 사랑과 무조건적 사랑의 인식을 모두 경험해 보아야 한다.

126. 만남: 감정적, 해부학적으로 연결된 층

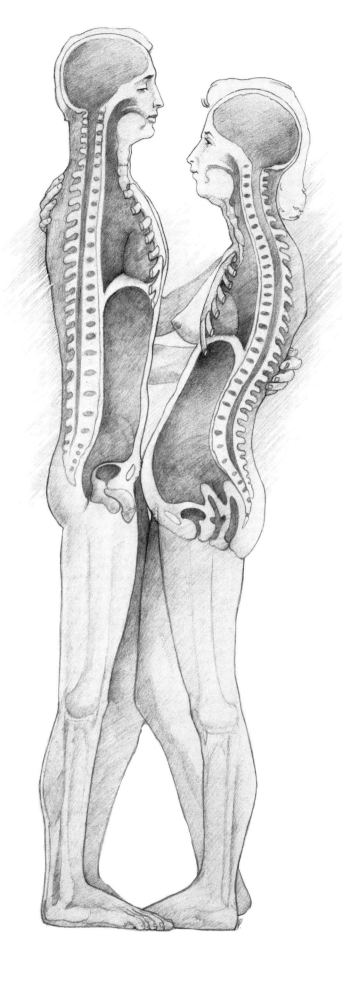

역자후기

"요가는 그런 것이 아니다!" 요새 동료 요가선생님들과 만나면 예전 누군가의 표현을 패러디하여 우스개 소리로 하는 말입니다. 그런데 그 말 속엔 뼈가 있기에 마냥 우습지도, 마냥 진지해질 수도 없는 상황들이 있습니다. 현대요가를 만나 몸도 건강해지고 그 철학적 매력에 빠지게 되어 어느덧 십 수년차의 요가 선생님으로 살고 있지만 근래 요가는 갈수록 무언가 빈 듯한, 무언가 빠진 듯한 느낌을 지울 수 없었습니다. 동작은 더욱 강력해지고 화려해졌지만 오히려 처음 요가를 접했을 때 느낌이 그리워졌습니다. 그래서 다시 제로에서 시작한다는 마음으로 모든 수업과 교육을 접고 요가 밖으로 나갔습니다. 그때 서점에서 제 눈을 사로잡았던 것이 토마스 한나의 『소마틱스』였습니다. 단숨에 읽어 내려갔고 범상치 않은 번역실력에 당장 번역가이자 소마코칭 스튜디오 원장님인 최광석 선생님을 만나러 갔습니다. 저 역시 전직이 번역작가였던 터라 수려한 문장력에 전문 지식이 바탕이 되어 탄생한 책임을 단번에 알아차릴 수 있었습니다.

또 다른 번역서인 『엔들리스 웹』에서 '소마틱스의 가장 고전적인 형태가 요가와 태극권이다' 라는 저자 R. Louis Schultz의 문장을 접하고는 무릎을 탁 쳤습니다. 물론 무용이나 신체심리학 등 다양한 분야에서 소마틱스는 활용되고 있습니다.

이후 저는 본격적으로 소마틱스와 관련한 책을 더 읽고 원장님의 교육을 계속 들었습니다. 현재는 소마틱스 움직임과 요가의 장점을 결합해, 소마코칭 스튜디오에서 소마요가를 지도하고 있습니다. 그러면서 스스로도 더 깊이 공부하고자 태극권이나 동양의 도인술을 틈나는 대로 접하고 있습니다. 그 사이 소마 관련 서적인 Stanley Keleman의 『Emotional Anatomy』를 번역할 수 있는 영광스러운 기회도 얻었습니다. 많은 사람들을 접하는 요가선생님들이 타인의 몸과 마음, 감정의 상태를 이해하는 데 조금이라도 도움이 됐으면 하는 바람으로 이 책을 오래 전부터 마음에 품고 있었습니다.

인간으로 태어나 성장하면서 겪는 다양한 감정들이 배아 단계부터 세포와 조직에 새겨져 그 사람의 체형/형태를 결정짓는다는 저자의 통찰력은 실로 존경스럽습니다. 사람의 몸을 기계적인 관점에서 근골격 위주로 해석하려는 최근의 요가 수업방식도 다시 한번 돌아보게 하였고, 반대로 애매모호한 미사여구로 사람의 마음을 홀리려는 어설픈 명상의 언어들도 그 근거를 찾게 하는 실마리를 제공해주었습니다.

여기까지 올 수 있도록 좋은 교육과 기회를 제공해주신 최광석 원장님께 제일 큰 감사의 마음을 전하며, 또한 함께 울고 웃으며 더 나은 요가지도자가 되기 위한 여정에 마음과 뜻을 모아주는 주변의 모든 선생님들과 동료, 후배들에게도 감사한 마음을 전합니다.

2018년 6월 13일
소마코칭 스튜디오에서, 장지숙

\<KS바디워크소마틱스연구소\>

KS바디워크소마틱스연구소(KBSI)는 바디워크와 소마틱스 분야의 다양한 접근법을 통해 '바른 자세와 체형, 자유로운 몸과 마음, 생명력 넘치는 세상'을 만들어 나가는 사람들의 모임입니다. KBSI에서는 소마코칭전문가(엡사+소마코칭) 과정과 소마요가전문가(소마요가+TG소마요가) 과정을 개설해 한국형 바디워크&소마틱스 전문가를 양성하고 있습니다.

KS바디워크소마틱스연구소(www.bodywork.kr)
- 연구소장; 최광석(010-9686-4896)
- 카페; cafe.naver.com/bodywork
- 블로그; blog.naver.com/claozi13
- 이메일; claozi13@naver.com

양재 소마코칭스튜디오(www.somacoaching.kr)
- 대표; 최광석(소마에너지명상 담당)
- 소마요가클래스 팀장; 장지숙
  - (010-3837-5089)

- 인지통합운동　팀장; 권정열
  - (010-9364-6231)

- 인지통합운동　강사; 김슬아
  - (010-3451-0479)

- 소마코칭교정(소마틱스 중심 전략교정)
  - 이정우
  - (010-3897-0113)

  - 엄덕용
  - (010-2755-9111)